大展好書 好書大展

家庭醫學保健

57

節食瘦身秘訣

張芷欣／編著

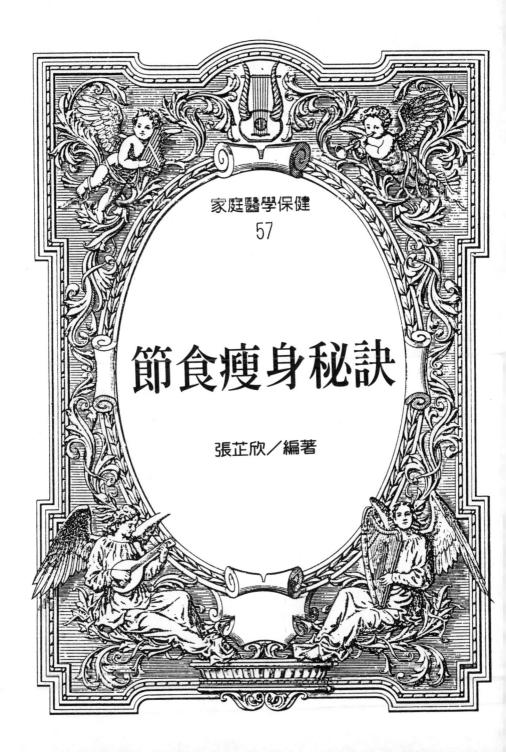

前言　每天可以持續進行的瘦身節食

也許妳已經節食過好幾次。

剛開始節食的女性都會希望盡快減肥成功，而積極地進行飲食限制，最後都沒有好結果。因為體重減少會導致體力衰退，肌肉彈性不佳，肌膚產生皺紋，而變得憔悴衰老，甚至有的人體調崩潰。

最後，不禁會懷疑當初為甚麼要瘦身節食。

本書考慮如何讓各位毫不勉強地每天持續節食，有些人很快地減輕了體重，後來的體重卻比節食前的體重更重，因此，最重要的是要養成均衡的飲食習慣。

重點不在於絕食或限制食物量，而是要避免攝取高卡路里的食品，確實攝取三餐，這就是美麗健康的節食瘦身的秘訣。目標是使目前的體重趨近於標準體重。

依目標別而訂立一週的菜單，以及便當和休息時的零食。同時做能夠減輕體重的運動，以及能使妳精力充沛，並且具有瘦身效果的體操。本書中都利用插圖來解說，希望讀者能夠活用。

著者

目錄

第1章　妳所採用的瘦身節食法是否有問題呢？

第2章　有助於美麗瘦身的食品和正確的吃法

第5章　有效的塑身方法

第6章　持之以恆節食必能成功

第1章

妳所採用的瘦身節食法是否有問題呢？

妳真的很胖嗎？

要先了解標準體重

平常看到電視上苗條的演員或模特兒的身材，真是令人羨慕不已。在這同時，有些人認為自己應該要穿幾號的衣服。這時要先考慮到自己的體型是否真的需要節食瘦身。

其實有很多為了節食瘦身而感到煩惱的人並不胖。在減食瘦身以前，最好是先了解自己的身高與標準體重。

（身高－一〇〇）×〇．九＝標準體重

關心節食瘦身的人，都會很清楚這標準體重。

這種計算方法符合身高一六〇公分的人，而不適用於身高一八〇公分以上或一五〇公分以下的人。

一八〇公分的人，身高要減去一一〇，標準體重不能乘以〇．九。一五〇公分以下的人，身高要減去一〇五，標準體重也不能乘以〇．九。

肥胖度超過二十％以上是過胖

隨著加齡身高會一樣，體重卻會增加。中年肥胖，即比標準體重稍胖。如果肥胖度超過二十％就太胖了。尤其過了四十歲以後，肥胖會引起成人病，因此，要特別留意！

$$\frac{\text{妳的體重妳的標準體重}}{\text{妳的標準體重}} \times 100 = \text{肥胖度（\%）}$$

肥胖度超過 20%以上是過胖，妳的肥胖是多少%呢？

例）H 小姐身高 160 公分，體重 70 公斤……。

① $(160-100) \times 0.9 = 54$　標準體重為 54 公斤

② $\frac{70-54}{54} \times 100 = +29\%$　超出標準體重 29%，過重。

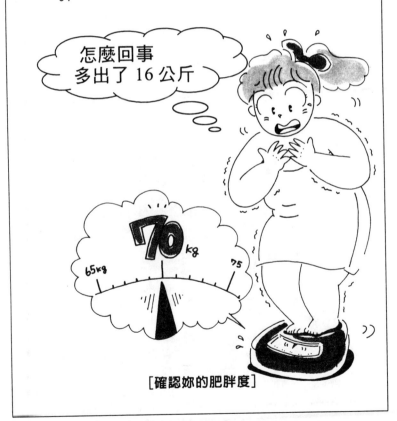

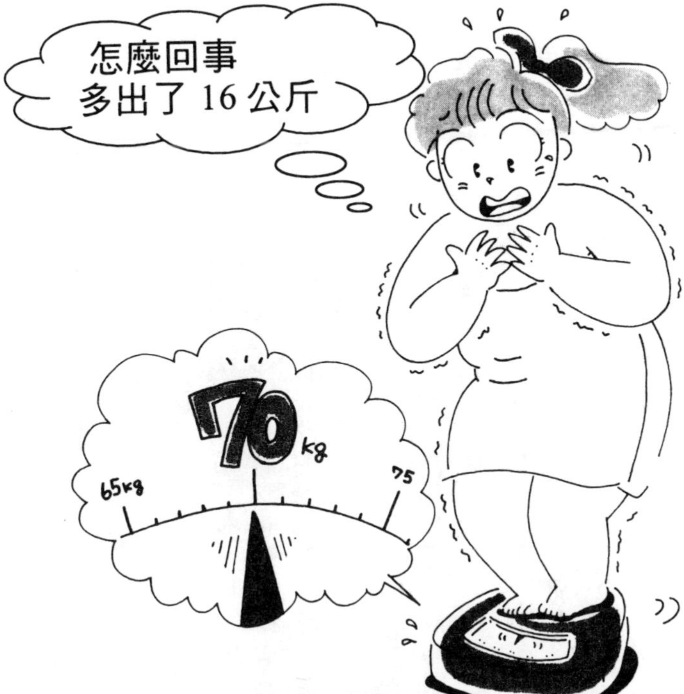

[確認妳的肥胖度]

不吃就會瘦嗎？

少吃會使消化吸收更好……

令人意外地，有很多人認為不吃就會瘦，其實這是導致肥胖的原因。

吃一點點，消化吸收效率反而會更佳，而變得更胖。

此外，不吃早餐和午餐，一天只吃一餐；或者一天只吃二餐，身體會為了因應不吃的時間而蓄積脂肪，變得肥胖。

與其為了節食瘦身而減少用餐的次數，還不如一天確實地攝取三餐。

肥胖是因為營養失調嗎？

有些人討厭吃蔬菜，不喜歡吃魚……，只吃自己喜歡吃的東西。一般而言，肥胖的人都會有這種傾向。

有人說，「肥胖是營養攝取過量所致」，其實並非如此，而是營養偏差所引起的。

換言之，飲食不均衡而導致肥胖。

如果持續節食瘦身卻不能夠順利減肥，不妨趁這機會檢討一下自己的飲食內容。如此一來會較有效。

喜歡吃油膩的食物或甜食，或是喜歡吃飯，卻幾乎不吃蔬菜，這種人會營養平衡失調而導致通便不良，引起肥胖的惡性循環。

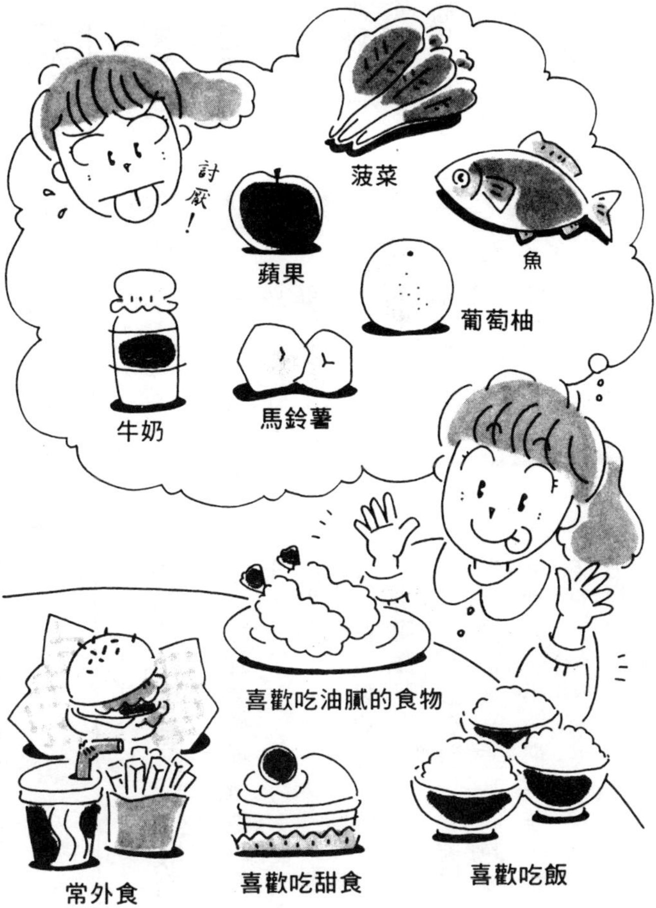
討厭！
菠菜
蘋果
魚
葡萄柚
牛奶
馬鈴薯
喜歡吃油膩的食物
常外食
喜歡吃甜食
喜歡吃飯

肥胖並非營養攝取過多，而是由於偏食造成營養失調所致。

[肥胖是由於營養失調所致]

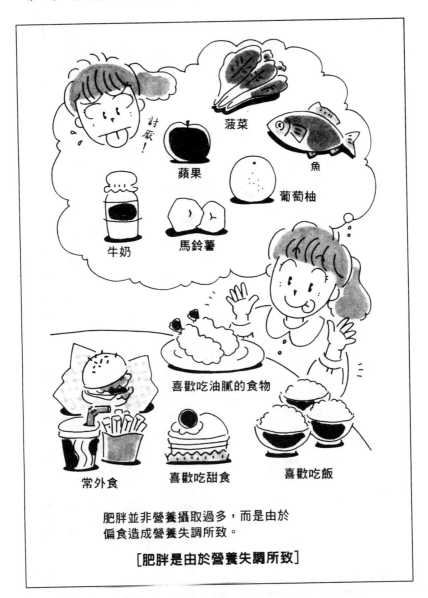

妳是不是認為「明天再說」？

想到時就馬上開始

通常美食當前時，總是無法抗拒其誘惑，心想：「明天再開始節食好了。」

看到喜歡吃的蛋糕時，會受到誘惑。說服自己，「今天比較特別」，然後就吃下去了。加班之後很累時，會對自己特別寬容，心想「只吃一點而已」，而吃了宵夜才回家。

如此反覆數次以後，就無法使自己的瘦身計劃持續下去。

只要想到時，那一天就是吉祥的日子，要從當天就開始，要百般地忍耐，不要吃喜歡吃的食物。

參加派對時的攝取方法

參加宴會或派對時的點心和豪華料理，非常引人注目；使人食慾旺盛，不停地吃。

甚至會忍不住告訴自己：「明天再開始節食吧！」

參加派對時，要選擇脂肪少、熱量低的食物來吃。其他的食物則用來養眼。此外，不要把擺在面前的料理一口氣吃個精光。有些人會認為大家都分攤了用餐費用，不吃白不吃。

但是別忘了要如何消耗多餘的熱量，這一點要特別留意。

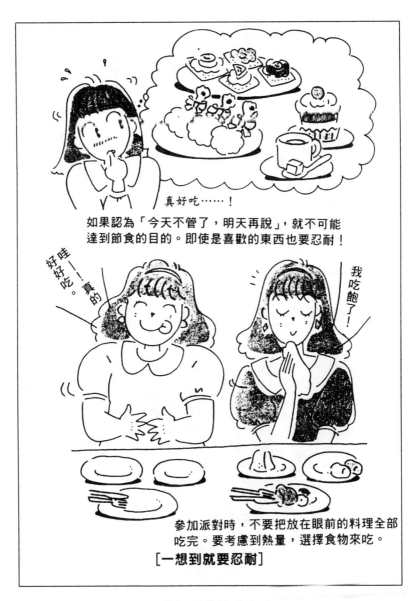

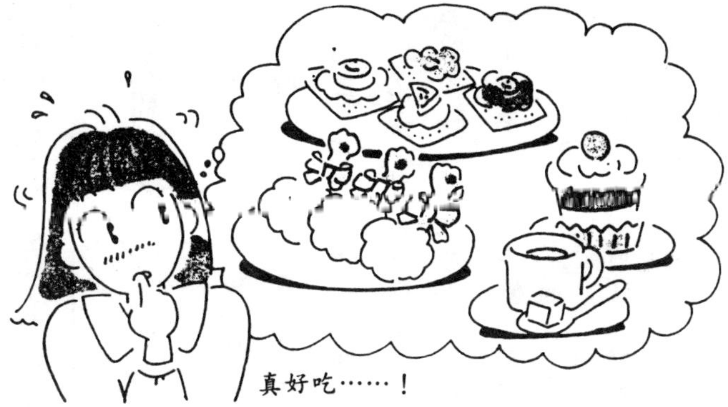
真好吃……！

如果認為「今天不管了，明天再說」，就不可能達到節食的目的。即使是喜歡的東西也要忍耐！

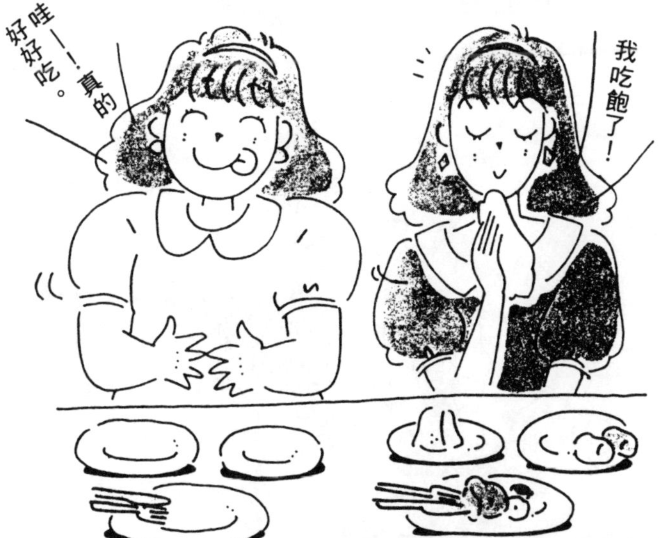
哇—！真的好好吃。
我吃飽了！

參加派對時，不要把放在眼前的料理全部吃完。要考慮到熱量，選擇食物來吃。

[一想到就要忍耐]

抽煙對於節食瘦身有效嗎？

不要利用煙

戒煙以後的確會變胖，原因如下：

習慣抽煙的人會視抽煙為紓解壓力的方法。戒煙以後還不知道其他紓解壓力的方法，就會吃零食來紓解壓力，而導致發胖。另一方面，戒煙以後腸胃恢復了元氣，飲食也變得美味，便逐漸地胖了起來。

因此，抽煙會使人變瘦是錯誤的想法。香煙對人體只有百害而無一利，毫無節食瘦身的效果

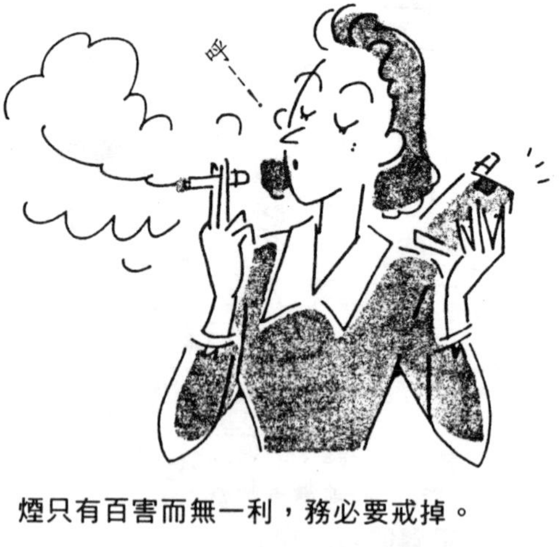

煙只有百害而無一利，務必要戒掉。

[雖然抽煙可以消除壓力]

雖然抽煙會令人發胖，不過香煙並沒有節食瘦身的效果。

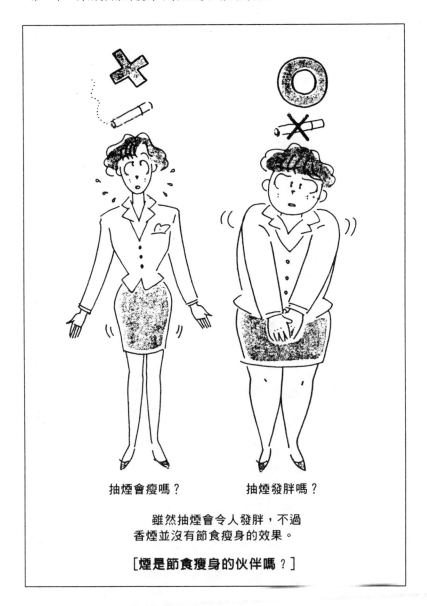

[煙是節食瘦身的伙伴嗎？]

沙拉是最好的節食食品嗎？

不要停止對沙拉的信仰

餐廳的沙拉吧旁坐著的幾乎都是年輕女性，她們只吃沙拉。

蔬菜料理中，如萵苣、小黃瓜、番茄、高麗菜等，都可以清洗以後馬上吃。有人認為這種沙拉對健康有益，是適合用來節食瘦身的食品。

不過只吃生蔬菜會使人體變冷，會降低基礎代謝功能，使消化吸收不佳。

此外，這種淡色蔬菜水分較多，所含的維他命類較少。如果沒有謹慎攝取，恐怕會傷害身體。黃綠色蔬菜含有豐富的胡蘿蔔素（進入人體內會轉換為維他命A）、維他命C和鐵。

利用沙拉的吃法

在此介紹各種蔬菜的攝取方式

菠菜、青菜花、馬鈴薯、蔥、胡蘿蔔、芹菜、油菜等等，可以用來煮、蒸，或用和式沙拉調拌來吃。

用油類或美乃滋調成的醬汁是高熱量的；用和式醬油風味的醬汁、醋味噌等，是無熱量的醬汁，攝取了可以降低人體的熱量。

因此，不要認為只有生鮮蔬菜可以做成沙拉；浸汁料理或浸漬食物等也可以做成有如沙拉的感覺。比起生鮮蔬菜而言，可以攝取更多的量。

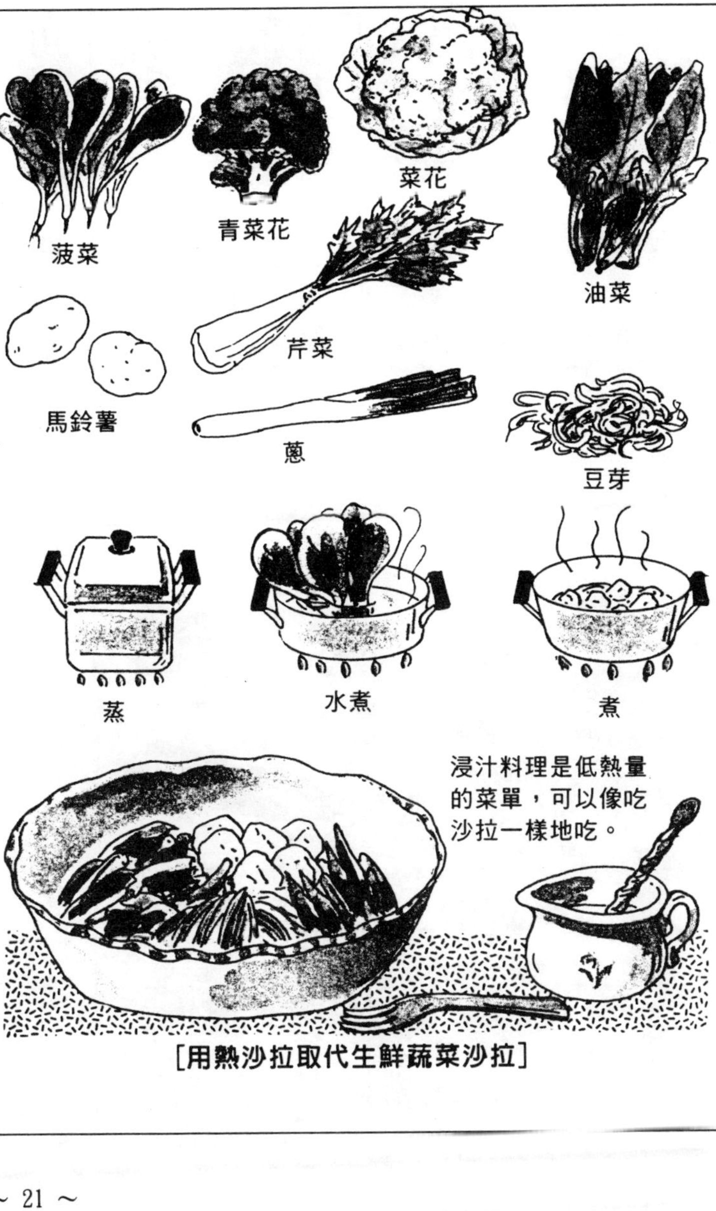

菜花
青菜花
菠菜
油菜
芹菜
馬鈴薯
蔥
豆芽
蒸
水煮
煮
浸汁料理是低熱量
的菜單，可以像吃
沙拉一樣地吃。

[用熟沙拉取代生鮮蔬菜沙拉]

可以只吃無熱量的食品嗎？

必須留意熱量的缺乏

蒟蒻、菇類、海藻類都是無熱量的食品。這些食品含有豐富的食物纖維，有助於消除便秘，也是節食瘦身的強力同志。不過這些食品無熱量。如果只吃這些食品會導致熱量不足，缺乏體力，就不是健康美麗的瘦身方法。

想再加一道菜的時候

想再加一道菜或還沒有覺得飽的時候，可以使用無熱量的食品來補充。例如：要吃很多的飯時，可以混入海藻類或筍絲來增加攝食量，產生滿腹感。

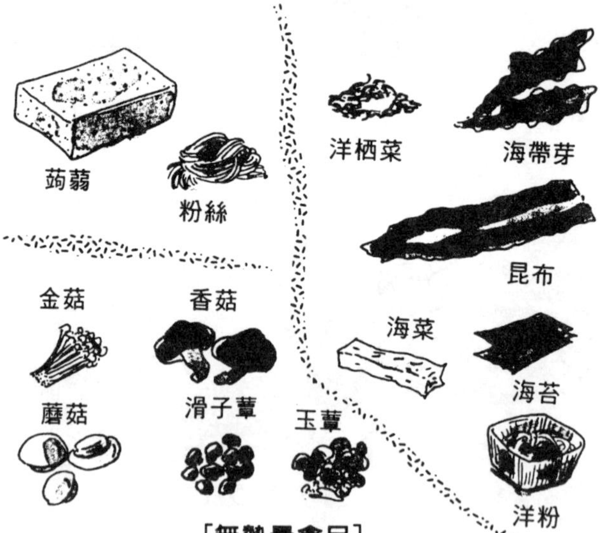

[無熱量食品]

想要再增加一道菜時的菜單

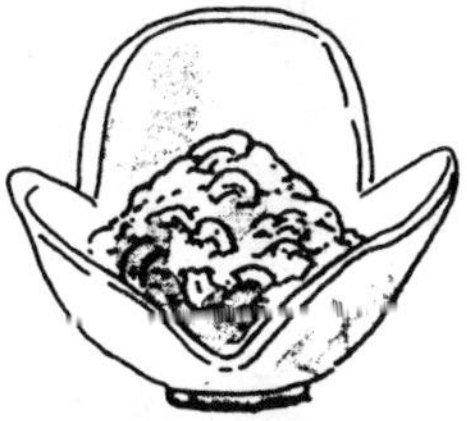

草菇類
（玉蕈、香菇、金菇）

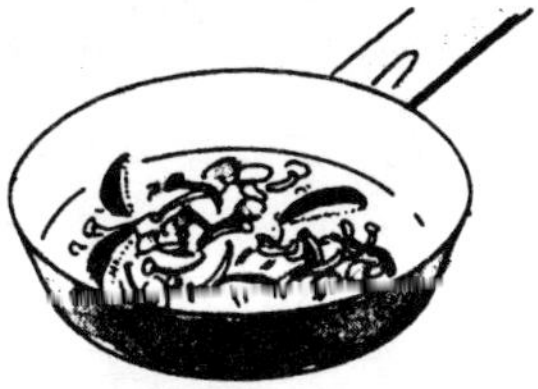

涼拌蒟蒻
（蒟蒻、豆腐）

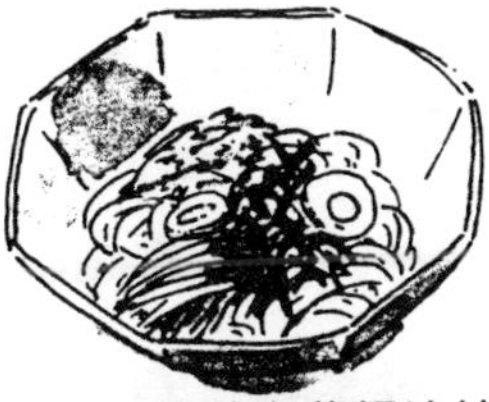

和式的海藻類沙拉
（海帶芽、海苔、
胡蘿蔔、蘿蔔）

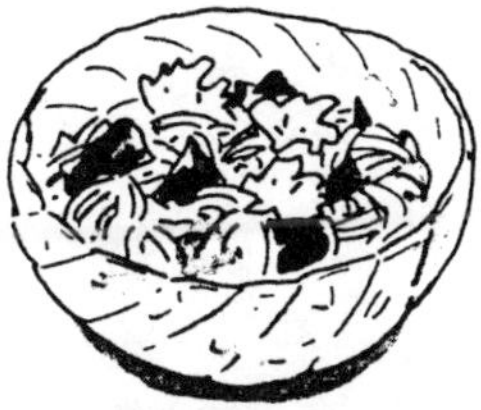

三色洋粉
（洋粉、小黃瓜、
蟹肉、烤海苔）

要有分量時

粉絲飯
〈作法〉
①粉絲煮過，再切成5公分長。
②在米中加入①來煮。
③煮好以後把沙丁魚混入飯中，再撒上芝（青海苔）。

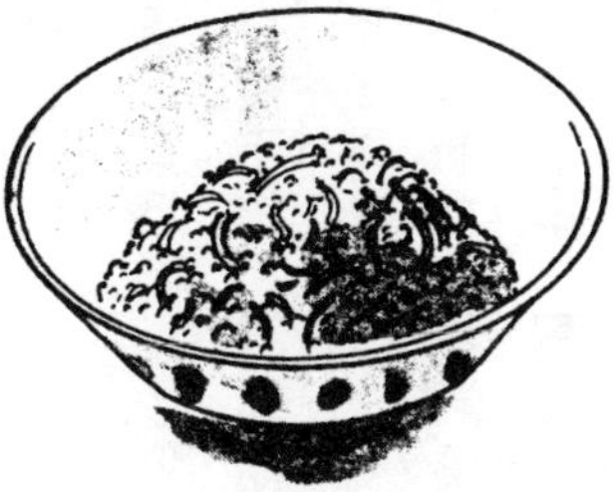

[無熱量食品的料理]

吃太多會胖嗎？

不吃飯會攝取零食

有些人認為吃飯會胖而改吃蛋糕，結果一直無法瘦下來。一碗飯有一六〇卡的熱量，一個蛋糕的熱量為四八〇大卡，有三倍之多。

由這一點來看，不吃飯而吃零食並非明智之舉。不吃飯就不會產生飽足感，為了填飽肚子會忍不住吃很多零食，結果一天攝取的熱量就會增加。

不過飯也不可以吃太多，適量吃飯而不吃零食，才會有瘦身效果。

醣類一天攝取一〇〇公克

有些人不吃飯只吃菜。不吃飯便沒有攝取到醣類，人體會燃燒脂肪和蛋白質來補充能量。

脂肪、蛋白質燃燒以後無法積存在體內，因此會瘦下來。這和能量的代謝有關。人體需要能量時會先燃燒醣類。沒有醣類時，脂肪會先被燃燒，對人體並不好。這時血液中的酮體會增加。要使人體體內的代謝順暢，健康地瘦下來，一天要攝取一〇〇公克醣類。

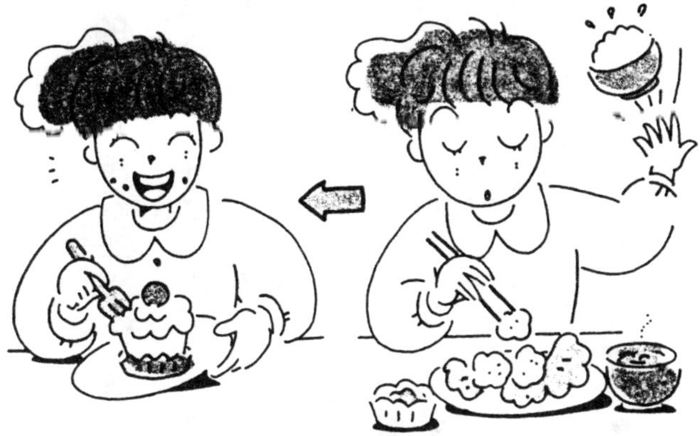

不吃飯卻吃零食，
再怎麼樣也無法瘦。

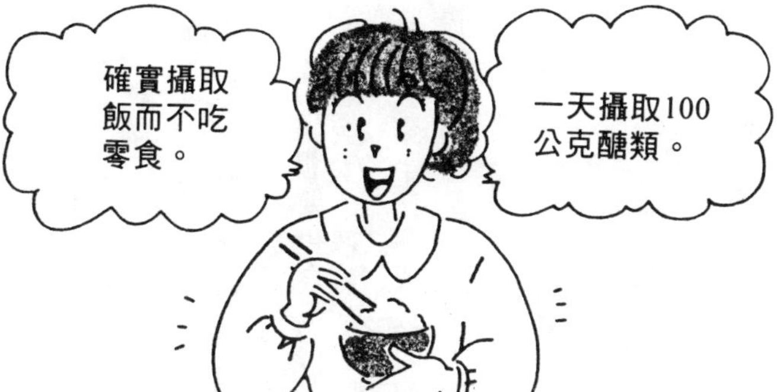
確實攝取飯而不吃零食。
一天攝取100公克醣類。

要健康地瘦，必須吃飯以取得滿足感。
醣類能夠使體內的代謝順暢。

[要適量攝取米飯]

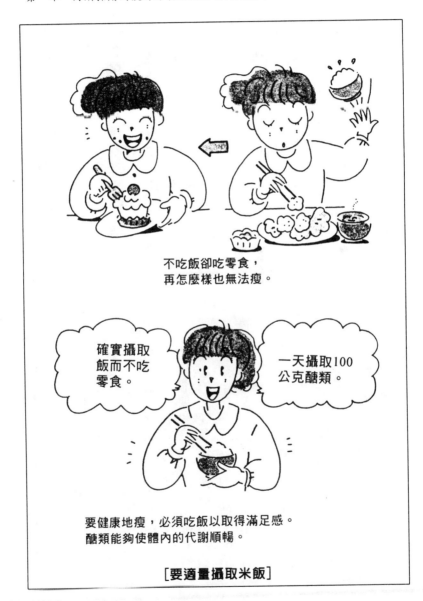

少吃就可以瘦嗎？

激烈的節食瘦身非常危險

的確，少吃就可以瘦。不過持續的少食會變成拒食症。或者會引起反作用，引發過食症，因此必須要特別留意。

最可怕的是拒食症。實際上，有很多年輕女性或高中女生因過度激烈的瘦身而導致死亡，輕則需要用點滴來維持生命。

通常沒有演變成這種狀況時，少食會使胃縮小，腸變細，人體陷入缺乏症的狀態。結果變得容易疲勞，焦躁，所以少食也是有限度的。

想要節食瘦身，還是要從確實攝取三餐開始。

利用晚餐少食為最佳作法

如果想要少食，可以利用晚餐時的這一餐。因為晚餐以後就不再活動了。從晚餐到上床睡覺以前的時間，幾乎不需要使用熱量，因此，少食也不會有太大的影響。

早餐和午餐必須要充分攝取均衡的飲食。

規律正確的飲食可以防止吃零食。

健康的原則為排便順暢，少食可能會使排便不順暢，飲食生活中最好是大量攝取熱量較低的蔬菜。

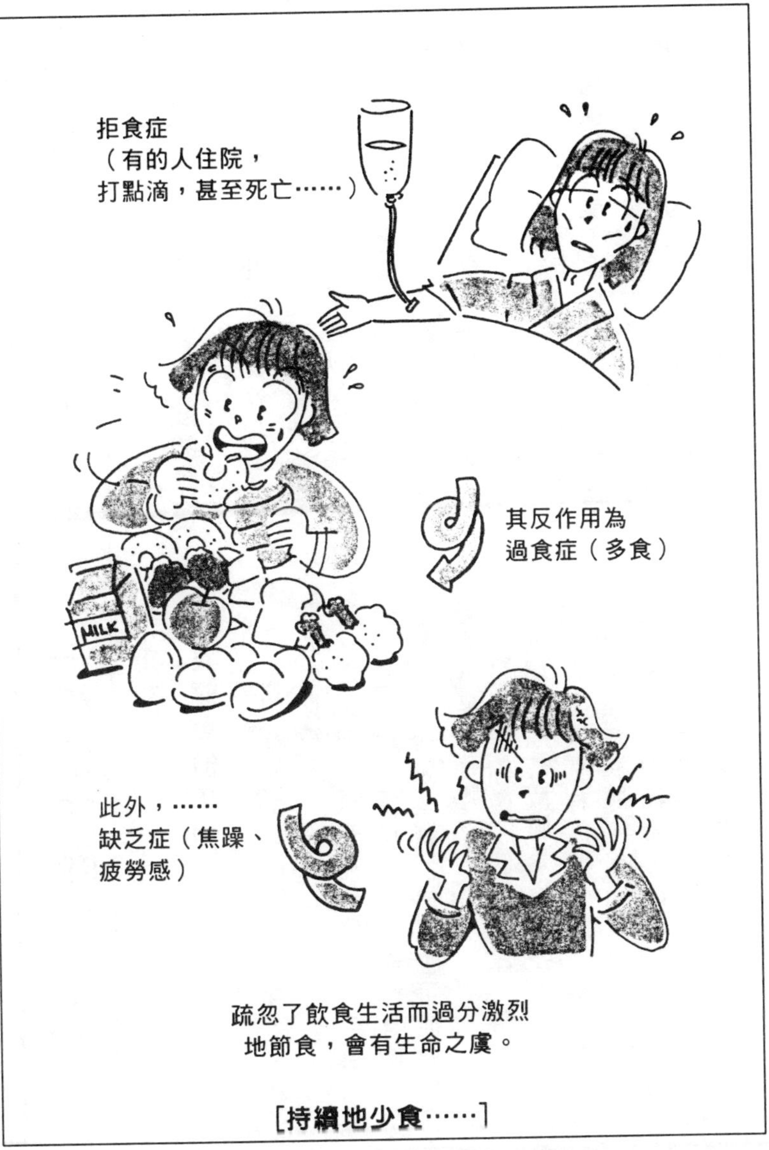
拒食症
（有的人住院，
打點滴，甚至死亡……）
其反作用為
過食症（多食）
MILK
此外，……
缺乏症（焦躁、
疲勞感）
疏忽了飲食生活而過分激烈
地節食，會有生命之虞。
[持續地少食……]

體重減輕以後又恢復原狀，是體質的關係嗎？

原因在於本身形成不容易瘦的體質

有些人一想到就會節食瘦身，結果這情緒化的節食瘦身使體重暫時減輕，很快地又恢復原來的體重的人並不少。

心情一放輕鬆就吃得太多，結果反而更胖。這些人反覆地進行節食瘦身，身體會本能地出現防衛作用，形成不容易瘦的體質。

本來人體的體脂肪會維持一定量，以準備調整機能。在短時間內的體重急遽減輕，會刺激身體的防衛本能，使體重急速恢復。因此，花較長的時間來減輕體重，是抑制身體恢復原來體重本能的秘訣。

其實體重似乎沒有減輕多少……

秘訣在於要長期節食瘦身，而且不要過度期待。

本來把目標訂在十公斤，結果只減去了五公斤，這樣是不可能瘦身的。這些人即使能夠達到目標，也可能會變得容顏憔悴或不孕。

最理想的是一個月減輕一點二公斤，這種自然的減肥是最好的。

到了某種程度時，即使還在減肥，體重卻無法減輕，表示這是磨練時期，這時不要半途而廢，隨著自己的心情反覆進行節食瘦身，仍然要持之以恒，攝取一天必要量的營養素。

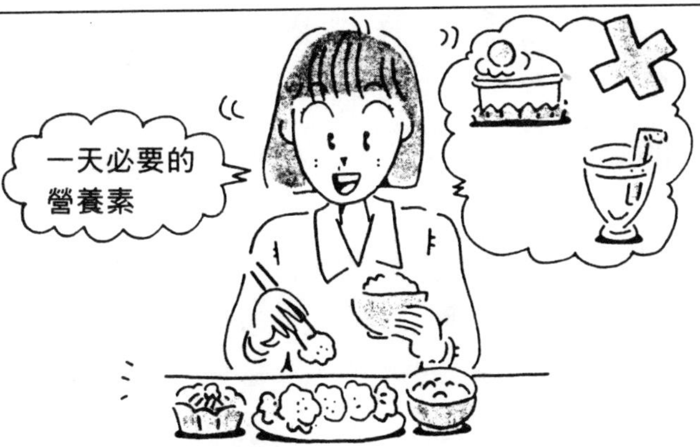

正確的節食法為確實攝取三餐，
這是基本日常生活的秘訣。

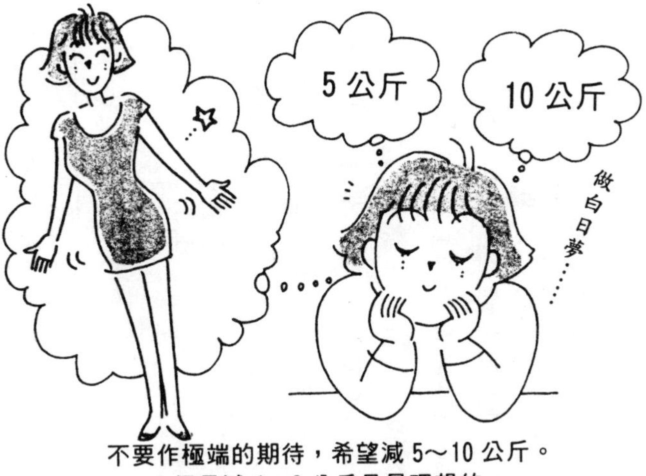

不要作極端的期待，希望減 5～10 公斤。
1 個月減 1～2 公斤是最理想的。

[向反覆無常的瘦身節食說再見]

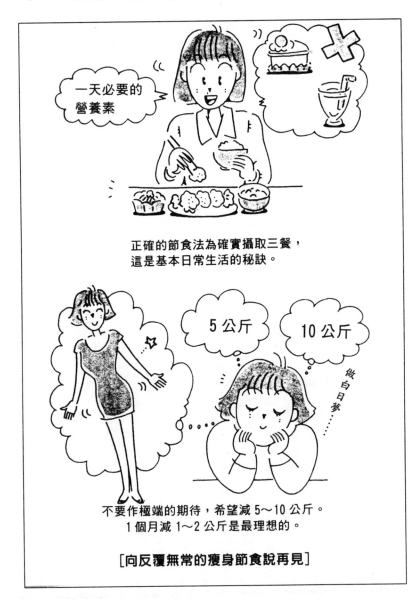

喝烏龍茶能夠瘦嗎？

烏龍茶無法溶化脂肪

有人說，中國人在飯後喝烏龍茶的習慣，是他們吃了油膩的料理也不發胖的原因。有一陣子，演藝人員利用烏龍茶來減肥，而使烏龍茶盛行一時，其實烏龍茶毫無減肥效果。

的確，吃過油膩的料理再喝烏龍茶，會有清爽感，就覺得似乎在溶化脂肪一般。可是烏龍茶並無法溶化脂肪，所以喝烏龍茶並無法減肥。

烏龍茶的利尿效果

不過烏龍茶有一優點，其茶中的成分能夠提升腎臟機能。

腎臟好時，能利用其利尿效果，使體內的老廢物（毒素）迅速排到體外。尤其是下半身浮腫的人或因水分而肥胖者會更具有效果。烏龍茶能把體內的毒素排出體外，使肥肉看起來有緊繃感。

烏龍茶無法減肥，不過就水分的補充而言，喝烏龍茶會比補充清涼飲料來得好。烏龍茶是屬於無熱量的飲料（無糖的日本茶、咖啡、紅茶也是無熱量的飲料）。不過喝太多茶會使體內的養分隨著尿液一起排出，因此，一天最好不要喝超過一公升以上。

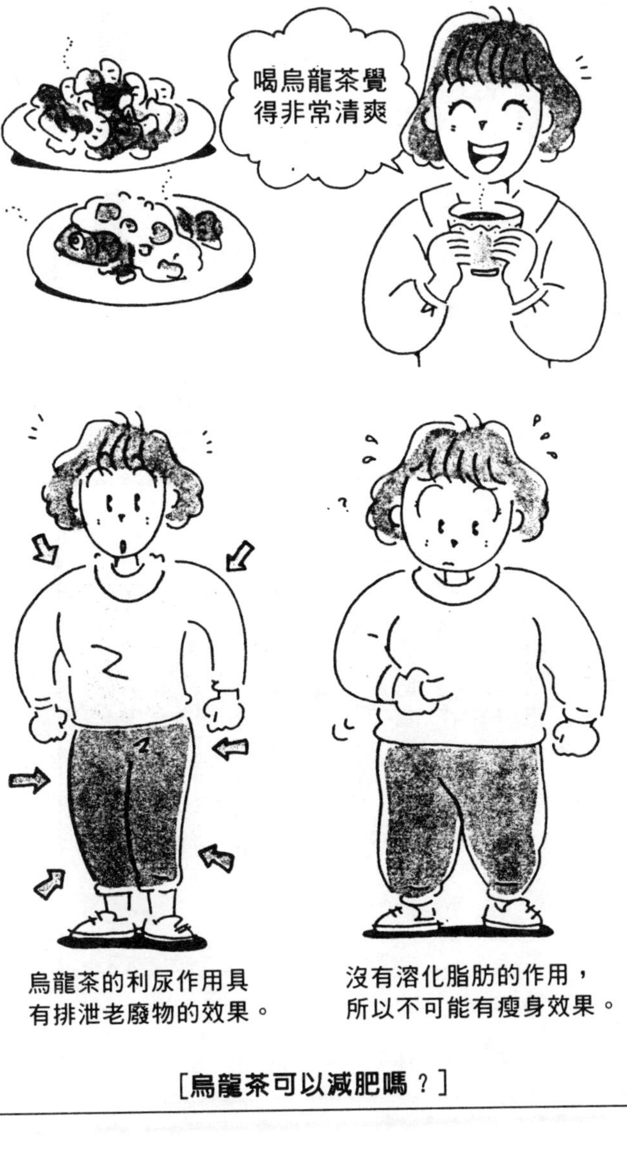

[烏龍茶可以減肥嗎？]

利用蛋白節食有效嗎？

何謂蛋白節食？

蛋白（蛋白質）和脂肪並不容易蓄積在體內，而且停留在胃中的時間較長，不會產生空腹感，因此是很受人矚目的節食方法。不過十餘年前時，美國曾傳出有人利用蛋白代替飲食，極端減肥而致死的事件。

為了減肥而限制飲食，大量攝取蛋白質，導致醣量減少，形成酸血症（體內血液呈酸性）而有生命之虞。

因此，如果要節食瘦身，最好是在醫生的指導下進行，不要按照自己的方式任意進行。

極端的節食瘦身為禁忌

對於攝取較多脂肪的美國人而言，蛋白節食非常有效（蛋白質一公克有四大卡熱量，脂肪一公克有九大卡熱量）。國人是屬於雜食性的，因此不需要像美國人一樣仰賴蛋白質。

到底蛋白節食的效果如何呢？據說拳擊手要在一週以內減輕數公斤，就是採用這種極端的減肥方法。畢竟我們是過著普通生活的人，不宜極端減肥。

長年蓄積下來的脂肪要花長年的時間來去除，才不會造成身體的負擔，也會較自然。

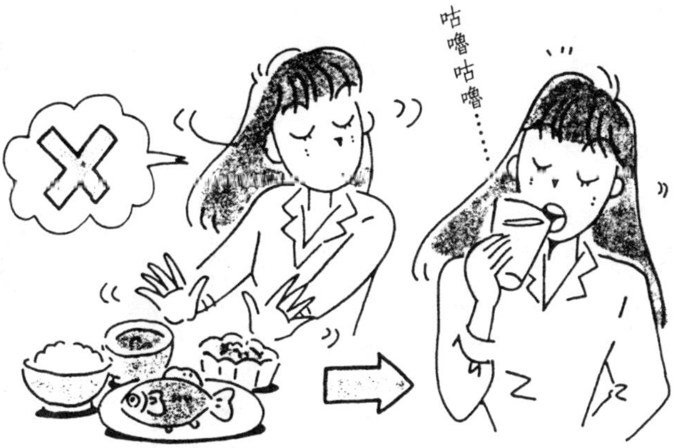

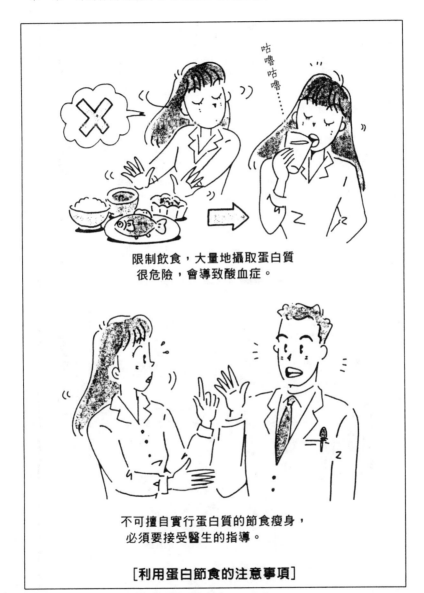

限制飲食，大量地攝取蛋白質
很危險，會導致酸血症。

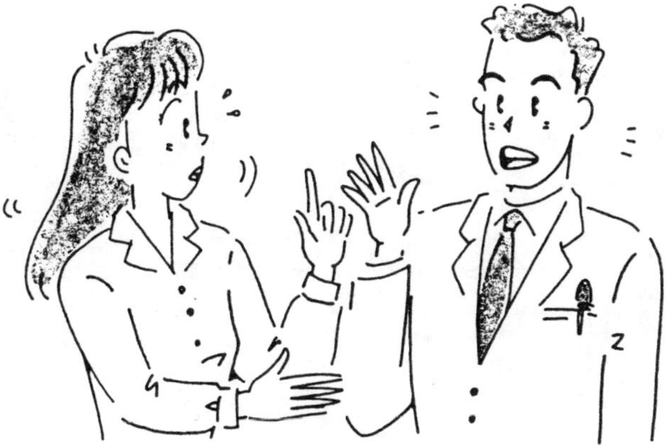

不可擅自實行蛋白質的節食瘦身，
必須要接受醫生的指導。

[利用蛋白節食的注意事項]

利用辛辣的香料發汗也可以減肥嗎？

攝取過多的刺激物為肥胖的原因

報告顯示，辣椒的成分是形成體脂肪的外因。

的確，韓國料理常會使用辣椒。這種辛辣香料的效用會使身體突然發熱、發冷。也許妳認為這會使身體大量消耗能量，覺得會有瘦身的效果。

不過這是暫時性的，消耗的能量非常少。吃太多的辛辣料理會使胃壁形成潰瘍，引起胃炎，要特別留意。此外，攝取太多鹽分太強或刺激物，會使人飯量或水量太多，也是引起肥胖的原因。

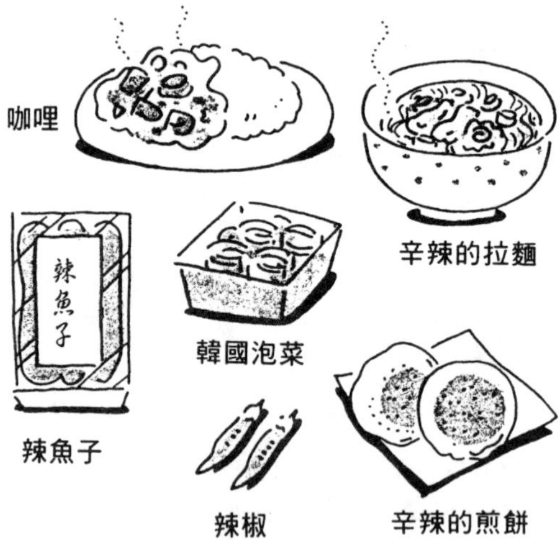

[辛辣風味的食品……]

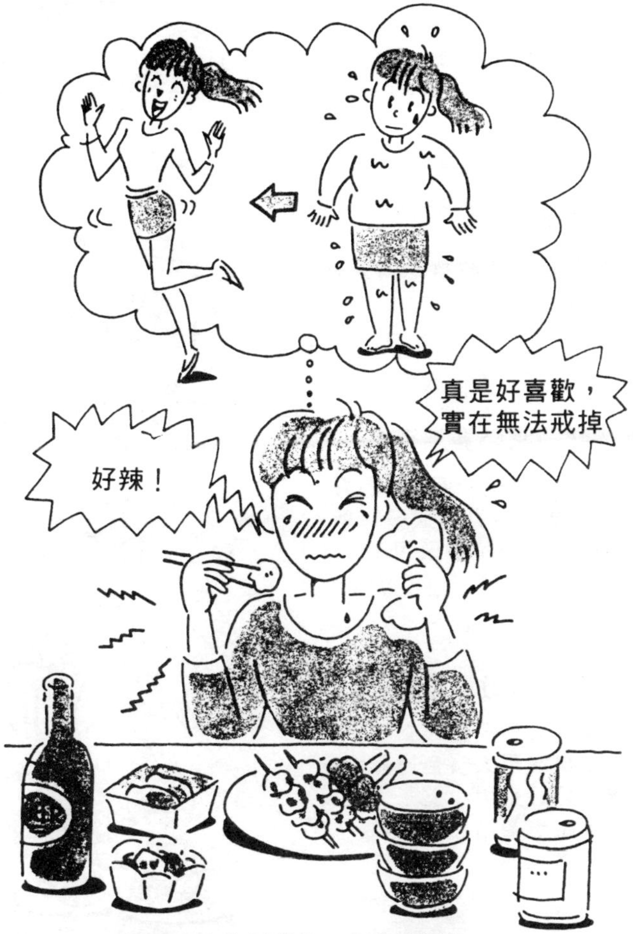

攝取太多的刺激物，飯量會增加，
甚至會喝過多的啤酒和清涼飲料。

[辛辣料理是導致肥胖的原因]

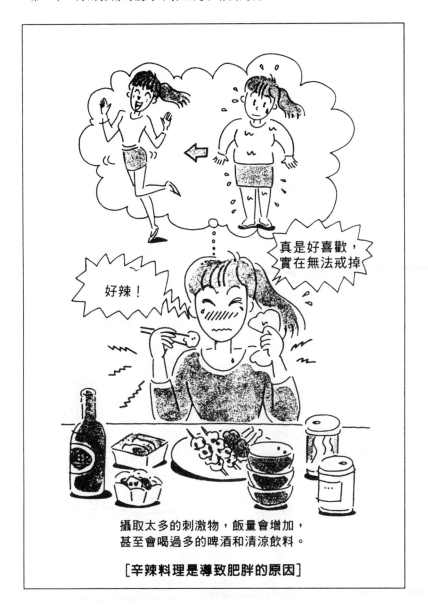

不要買食物放著

不要購買許多自己愛吃的東西，如餅乾、糖果、點心等放在家裡。

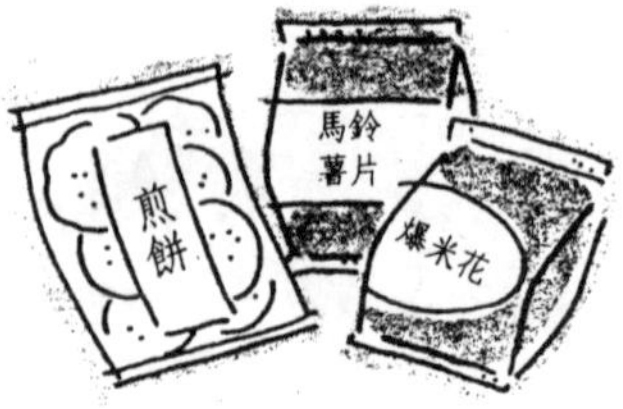

不要邊看電視邊吃

邊看電視邊吃會吃得太多，最好專心地用餐。

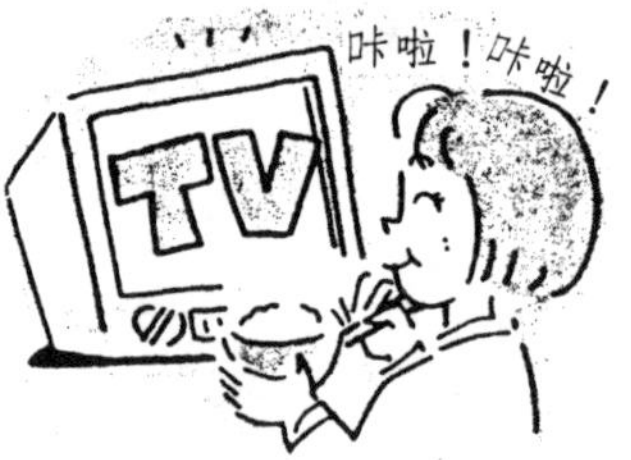

避免在肚子餓時買東西

空腹時會覺得東西特別好吃，而在無意中買得太多，所以應避免在空腹時買東西。

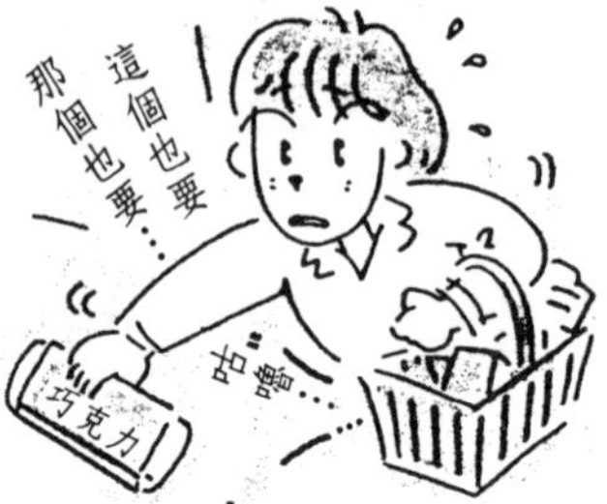

用小盤子一人份地盛裝

如果用大盤子盛裝食物，會在無意中攝取了太多自己喜歡吃的食物。最好是用小盤子來盛裝一人份，飯也要用小碗來裝。

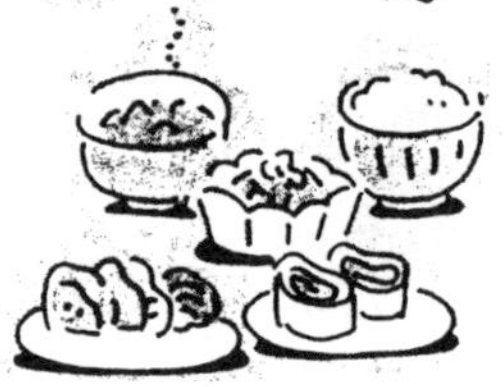

成功節食的要領1

第2章

有助於美麗瘦身的食品和正確的吃法

「確實攝取早餐、午餐，晚餐要少」為飲食基本

愉快地開始用早餐

習慣在晚餐時多吃的人必須改變這種用餐方式。一天的飲食中，要確實攝取早餐和午餐，晚餐要少為節食瘦身的秘訣。

早餐是一天的開始，所以務必要確實攝取。前一天就要想好菜單，可以在做晚餐時順便準備隔天的早餐（蔬菜可以先燙好），省下不少時間，同時可以避免不吃早餐。

早餐要盡量攝取午餐、晚餐不吃的食品，如牛奶、養樂多、起士、蛋、大豆製品、水果等，才能夠使飲食均衡。

午餐吃便當，晚餐要攝取容易消化的食物

午餐正好是身體活動量最大的一餐，所以分量要比早餐、晚餐多一點。

不過不要吃得太油膩，要注意熱量，考慮到一天均衡的營養來選擇食物，所以自己做的便當是最好的選擇（低熱量的便當）。

晚上人體消耗熱量的機會較少，如果攝取過量會成為胃的負擔，熱量會被人體所吸收，大部分都形成皮下脂肪。

晚餐盡量攝取容易消化的蔬菜料理和魚，減少攝取肉和油脂類。睡前二〜三小時不吃為鐵則。

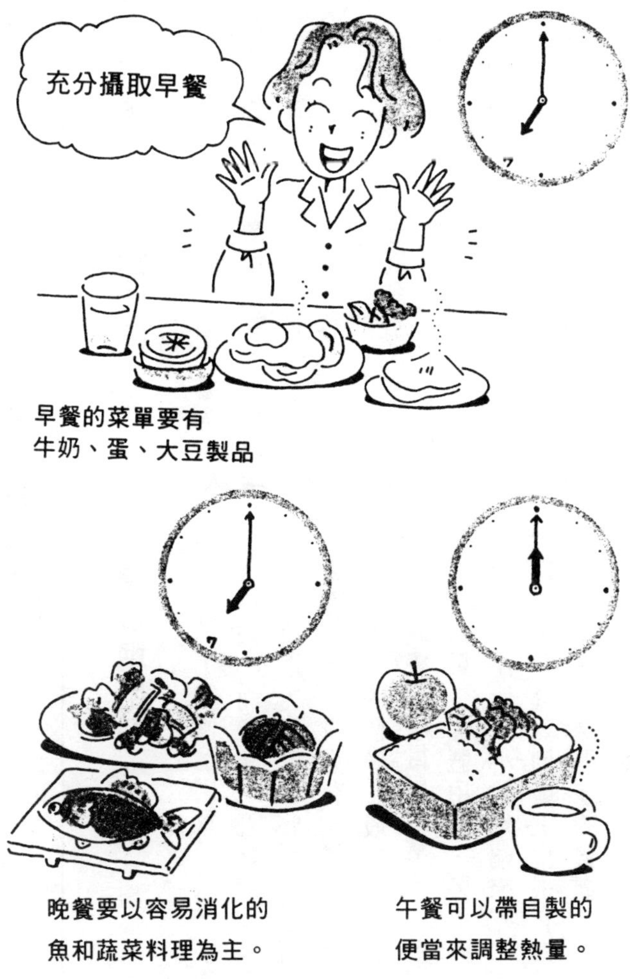
充分攝取早餐
早餐的菜單要有
牛奶、蛋、大豆製品
晚餐要以容易消化的
魚和蔬菜料理為主。
午餐可以帶自製的
便當來調整熱量。

[確實攝取早餐、午餐，晚餐要少]

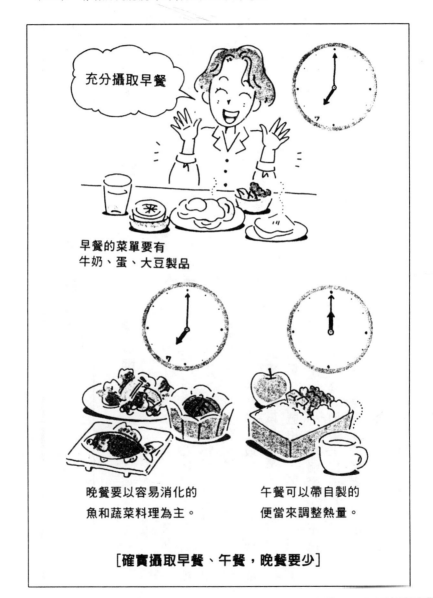

不可以吃得太快，要細嚼慢嚥

吃太快是吃太多的原因

我們的腦中有滿腹中樞和攝食中樞。滿腹中樞受到刺激以後就會覺得很飽，這是開始用餐二十～三十分鐘以後的事。

不過大約五～十分鐘就吃好，吃得很快的人，在還沒有產生滿腹感以前，就已經吃得太多，結果會造成肥胖。

為了防止發生這種情形，用餐時要慢慢地吃，每一口都要咀嚼二十～三十次。仔細咀嚼食物，不僅能減輕腸胃的負擔，也可以防止吃得過多。

慢慢地用餐

為了慢慢地用餐，最好不要單獨一人用餐，而要和三五好友或家人在一起談天說地，享受彼此間的感情交流。如果吃菜飯類或只有一樣菜，會很容易出現吃太快的情形，最好是增加料理的種類，使餐桌顯得更豐富。

如果是團體用餐，要選擇不同的菜色，一小盤一小盤地端來吃。不僅賞心悅目，在營養均衡上也很有效。此外，不要選擇人潮很多的餐廳，否則會無法安心地慢慢用餐，而吃得太快。因此，一定要避免選擇人潮混雜的地方。

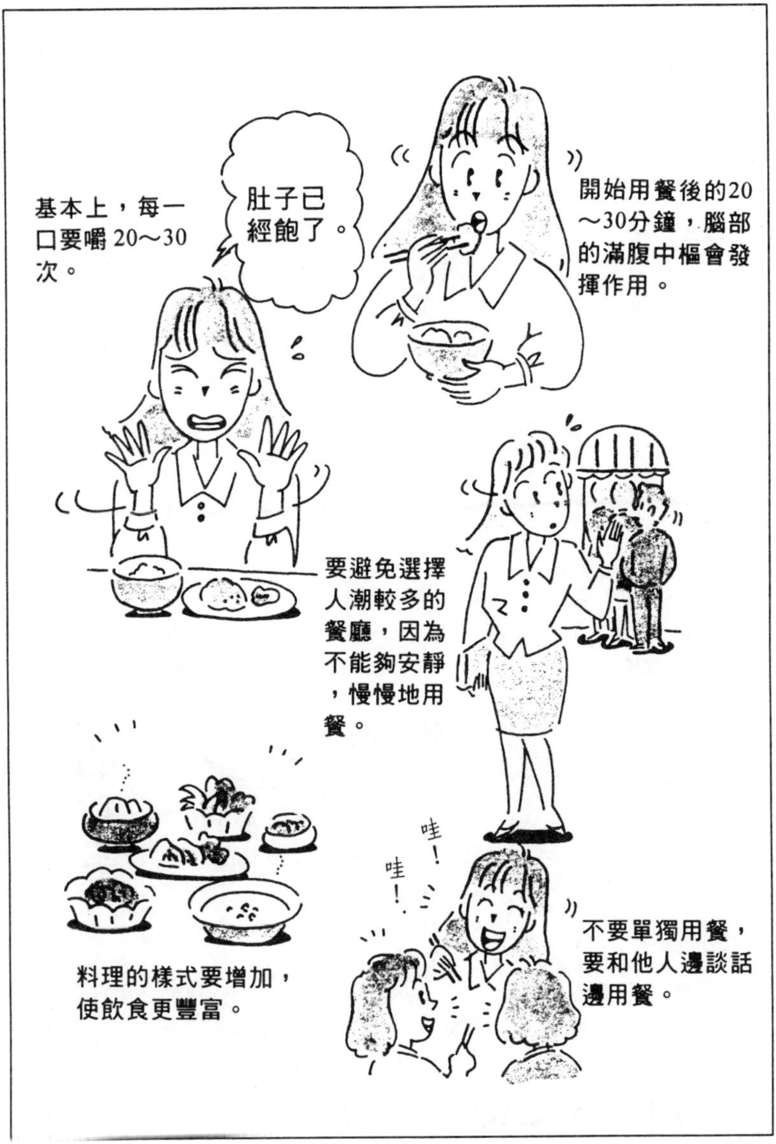
肚子已
經飽了。
基本上，每一
口要嚼20～30
次。
開始用餐後的20
～30分鐘，腦部
的滿腹中樞會發
揮作用。
要避免選擇
人潮較多的
餐廳，因為
不能夠安靜
，慢慢地用
餐。
料理的樣式要增加，
使飲食更豐富。
哇！
哇！
不要單獨用餐，
要和他人邊談話
邊用餐。

有助於美麗瘦身，可以每天攝取的食品

一天不可或缺的食品

在此介紹一天必要的食品。尤其是蛋白質、維他命、礦物質等，都是美麗瘦身不可或缺的食品。

魚或肉類會因其部位所含的熱量不一樣，最好是選擇脂肪少的白肉和紅肉。蔬菜、水果、芋頭類含有豐富的維他命、礦物質和食物纖維。

一天內要攝取黃綠色蔬菜一〇〇公克，淡色蔬菜二〇〇公克，芋頭類一〇〇公克，水果類一〇〇公克，這是大致的攝取標準。

穀類會令人產生滿足感，充分利用便可以防止吃零食。油脂類、砂糖攝取過多，會導致熱量太高，這也是導致肥胖的原因。

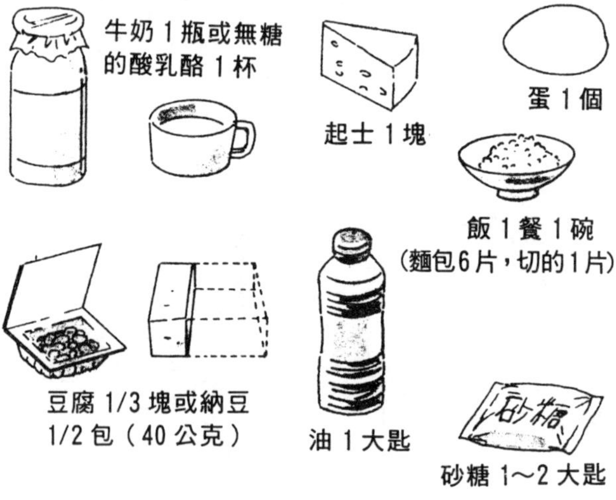

[1 天必要的食品標準（1600 大卡）]

必須攝取肉和魚或肉和魚×2，黃綠色蔬菜 100 公克，淡色蔬菜 200 公克，芋頭類 100 公克。

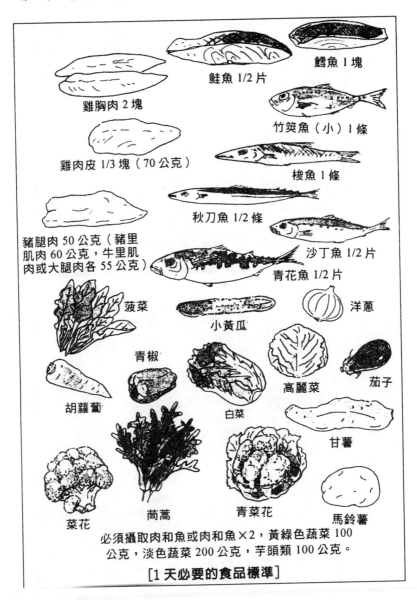

[1 天必要的食品標準]

低熱量食品

肉要選紅肉、雞肉要無皮

節食的時候，肉、魚等良質蛋白質是不可或缺的。這時要避免選擇油脂較多的里肌肉或五花肉，而選用大腿肉等紅肉。絞肉的脂肪較多，最好是選擇紅肉來作絞肉。

一般人認為雞肉是健康食品，可是如果沒有去除雞皮和脂肪，熱量會比豬肉和牛肉高。

魚背部的肉比腹部的肉好

魚也和肉一樣，要選擇脂肪較少的部位。魚腹所含的脂肪較多，所以最好選用背部的肉。

鰈魚、鱈魚、文鰩魚、鯛魚、鯡魚、比目魚等白肉魚，熱量較低。如果吃生魚片，除了白肉魚以外，紅肉金槍魚也是值得推薦的（紅肉一○○公克有一三三大卡，帶脂肪的部分一○○公克有三二二大卡）。

烏賊、蝦子、章魚、貝類（蛤蜊、海扇）也是低熱量的食品。多利用這些素材使料理富於變化。

充分攝取蔬菜

補充維他命和食物纖維等營養素，蔬菜是節食中不可或缺的素材。韮菜、番茄、青江菜、白菜、小黃瓜、萵苣、沙拉菜、豆芽菜、茄子等，都是低熱量的食物。不過不可以只吃生菜，不妨多下點工夫做各種料理，例如煮湯等。

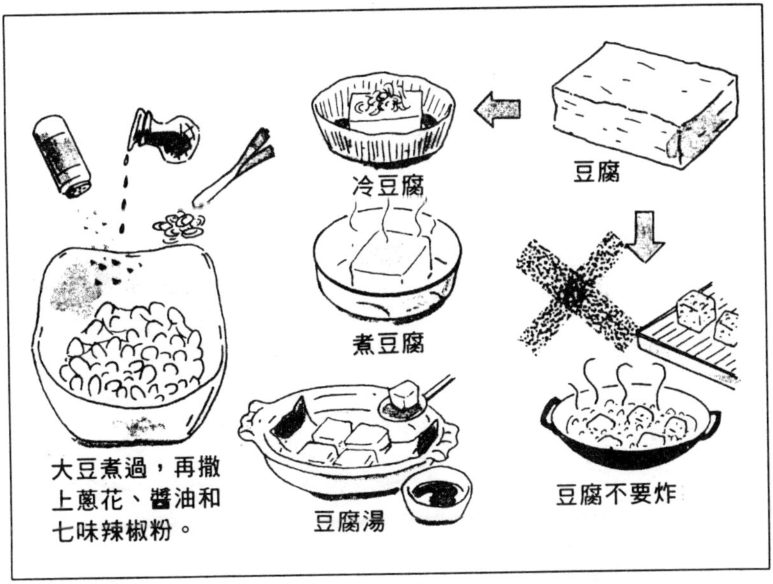

油豆腐、炸豆腐要去油

豆腐和納豆等大豆製品，可以從中輕易地攝取到植物性蛋白質，而且這是低熱量食品，深受節食者的歡迎。但是，油豆腐和炸豆腐是屬於高熱量食品，必須去除油分以後再攝食。

豆腐做成湯豆腐、冷豆腐、煮豆腐等會較適合，炸豆腐則是熱量較高者。煮大豆再撒上蔥花和醬油，甚至依照自己的喜好也可以撒上七味辣椒粉，就是一道健康食品了。

水果要注意熱量

很多人都會把水果當作甜點，可是令人意外的是有很多水果都含有很高的熱量，要特別留意。香蕉一根有一〇〇大卡，所以最好是選用草莓、葡萄等熱量較低的水果。

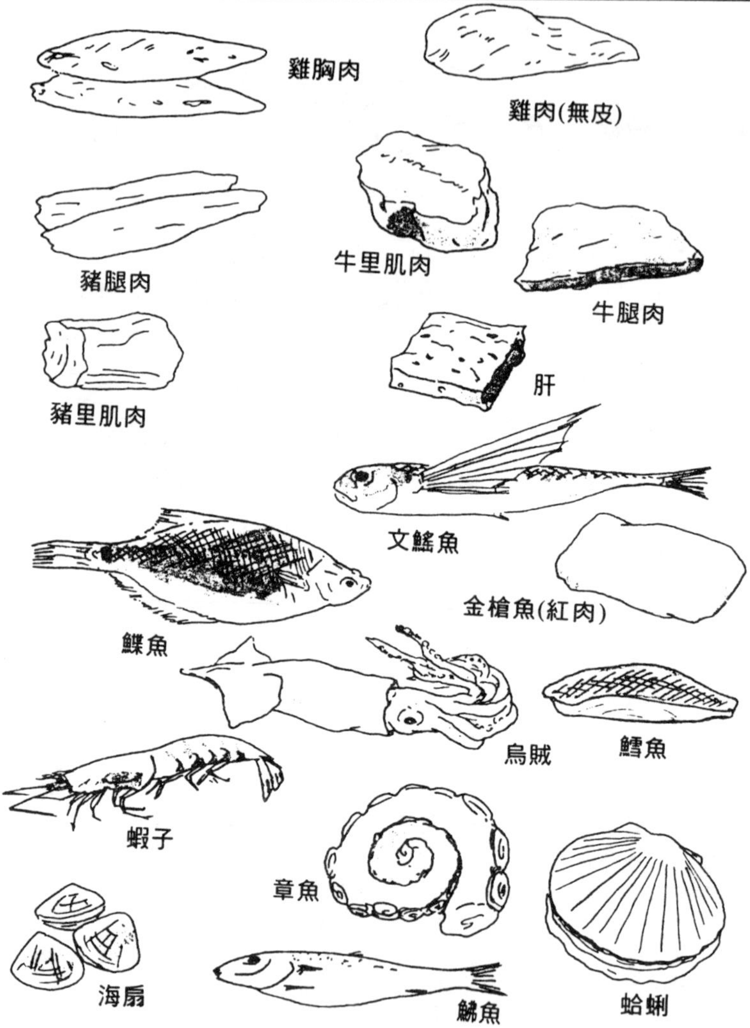
雞胸肉
雞肉(無皮)
豬腿肉
牛里肌肉
牛腿肉
豬里肌肉
肝
文鰩魚
鰈魚
金槍魚(紅肉)
烏賊
鱈魚
蝦子
章魚
海扇
鯡魚
蛤蜊

[低熱量的食品（1）]

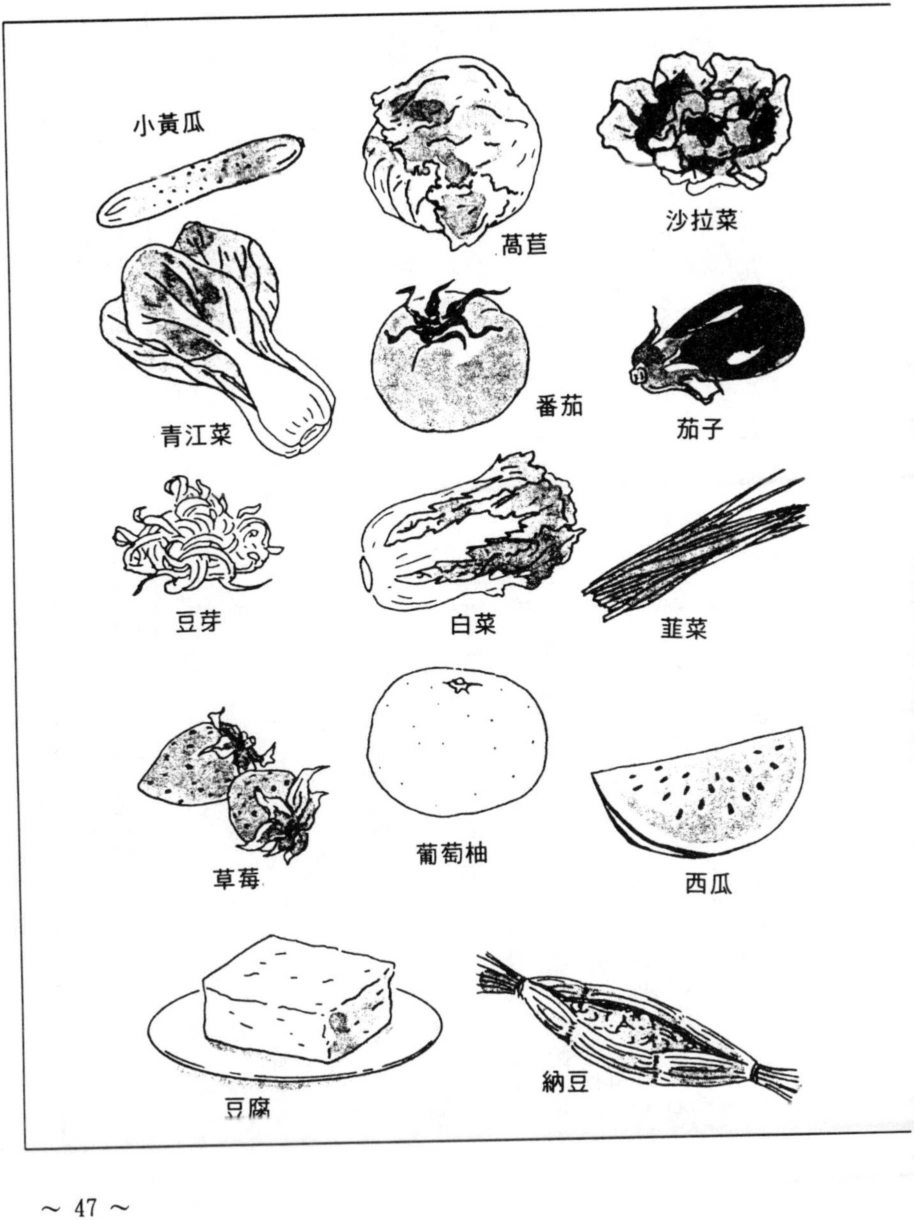
小黃瓜
萵苣
沙拉菜
青江菜
番茄
茄子
豆芽
白菜
韭菜
草莓
葡萄柚
西瓜
豆腐
納豆

每天要攝取蔬菜料理，而且樣式要豐富

了解蔬菜的必要量

蔬菜中含有豐富的維他命、礦物質，是保持肌膚美麗不可或缺的營養素。此外，有第六營養素之譽的食物纖維，有助於排便順暢，可以清除腹部腸胃的素材。對於有志於節食瘦身的人而言，蔬菜是不可或缺的食品。

蔬菜一天必須攝取三〇〇公克，其中為黃綠色蔬菜一〇〇公克，淡色蔬菜二〇〇公克。由於要攝取三〇〇公克的蔬菜，必須分配到三餐去攝取，每餐至少攝取一〇〇公克。

最簡單的標準是菠菜三分之一把、油菜四分之一把、蘿蔔五～六公分、白菜一大片、高麗菜一片半、洋蔥二分之一個、蔥一根、小黃瓜一根、小番茄一個、豆芽二分之一包。

增加蔬菜料理的秘訣

要多攝取蔬菜，廣泛地把蔬菜應用在各種料理中是重點。最簡單的是生菜沙拉，這一道菜無法大量攝取。蔬菜汆燙過或煮過再涼拌、燉煮，尤其和蛤蜊、干貝、蝦等一起煮，更能引出其美味，無形中便可以攝取大量的蔬菜。其他如海帶芽、小沙丁魚乾等也很適合一起煮。蔬菜方面，如菠菜、油菜、茼蒿、白菜、高麗菜等葉菜類，都適合一起煮。

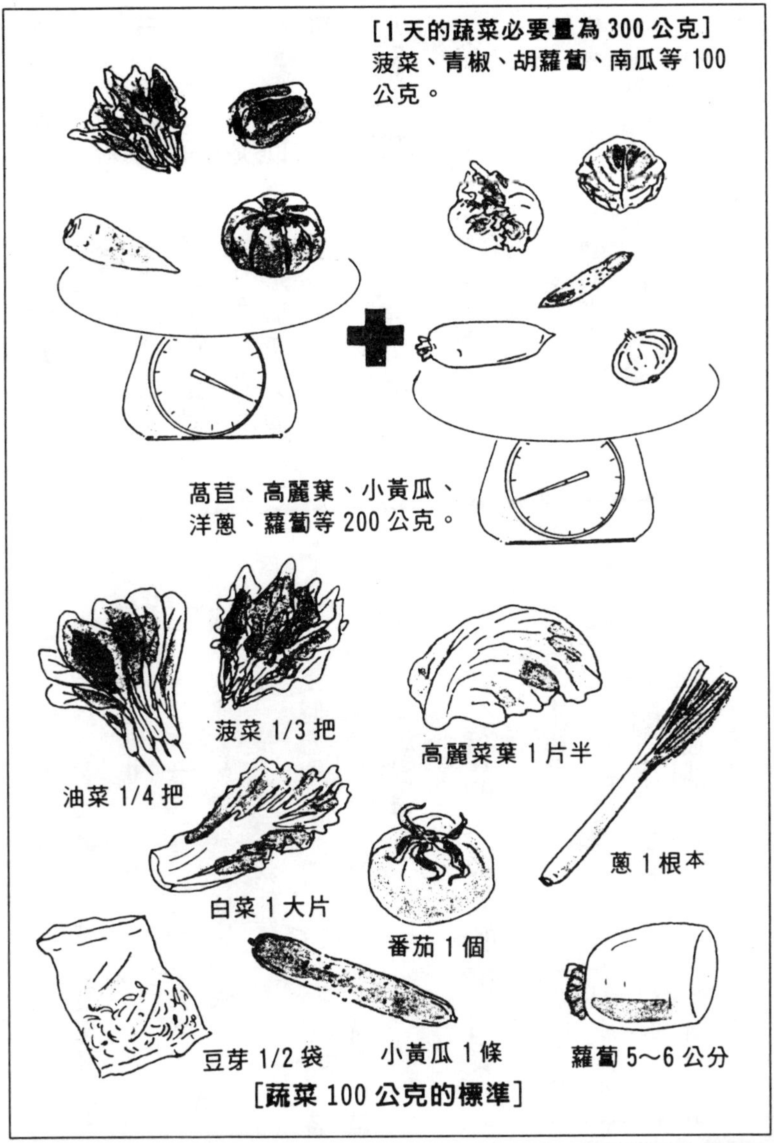
[1天的蔬菜必要量為300公克]
菠菜、青椒、胡蘿蔔、南瓜等100公克。
萵苣、高麗菜、小黃瓜、
洋蔥、蘿蔔等200公克。
油菜1/4把
菠菜1/3把
高麗菜葉1片半
蔥1根本
白菜1大片
番茄1個
豆芽1/2袋
小黃瓜1條
蘿蔔5～6公分
[蔬菜100公克的標準]

增加攝取蔬菜的機會

忙碌的人很容易出現蔬菜不足的情形。這些人必須要準備常備的蔬菜。例如：番茄、小黃瓜、蘿蔔、胡蘿蔔等，可以整個吃或切成大塊。這些食物熱量少，也可以藉此補充水分。空腹時，也可以代替水果來吃。

火鍋料理中可以充分攝取蔬菜

火鍋料理最能大量攝取蔬菜。蔬菜可以放入水中涮過，依家人所喜歡的口味來吃。討厭吃蔬菜的人也可以趁這機會大量攝取。吃剩的火鍋也可以加入多餘的蔬菜一起煮，早上忙碌時也可以享用一道美味的蔬菜湯。

冷凍蔬菜有很大的助益

每天都能準備新鮮的蔬菜是最好的，有時候沒有預備蔬菜時，冷凍蔬菜就可以派上用場了。南瓜、豌豆、四季豆、青菜花、大蒜芽、玉米、馬鈴薯等，盡量有豐富的樣式。商店中都有銷售，甚至在一袋裡有好幾種蔬菜。

臨時想要加一道菜時，冷凍蔬菜會是很方便的料理，有不速之客時，也是非常重要的寶物。

討厭蔬菜的人沾醋吃很清爽

討厭蔬菜的人沾醋來吃會沒有抵抗感。蘿蔔、胡蘿蔔、小黃瓜切成大塊撒上鹽，醃四～五小時以後，沖洗掉水分，接著泡在醋三砂糖一比例的糖醋水中，吃起來非常清爽。

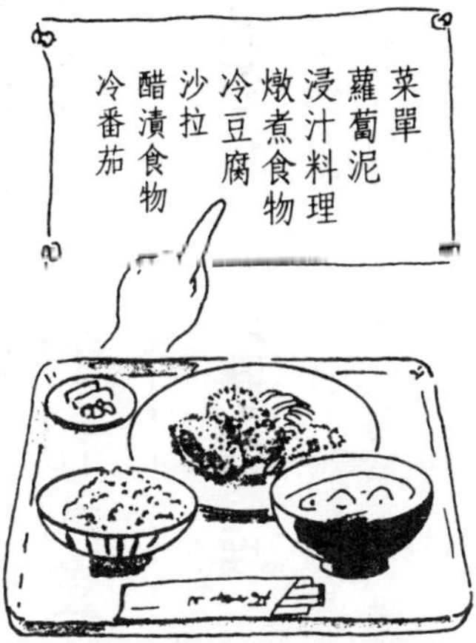
菜單
蘿蔔泥
浸汁料理
燉煮食物
冷豆腐
沙拉
醋漬食物
冷番茄

外食容易出現蔬菜不足的現象，這時要追加蔬菜。

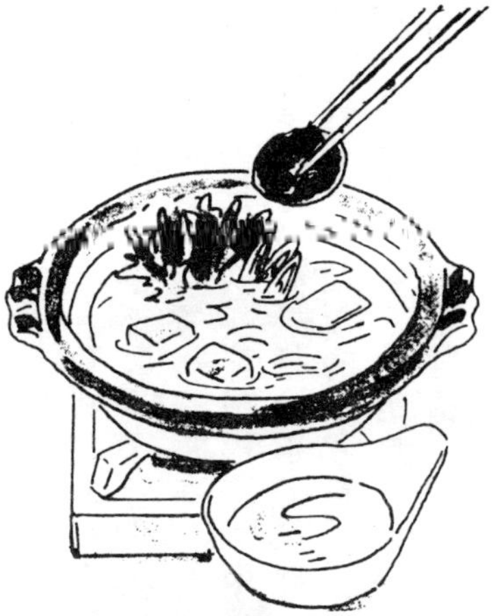

火鍋料理要攝取充分的蔬菜

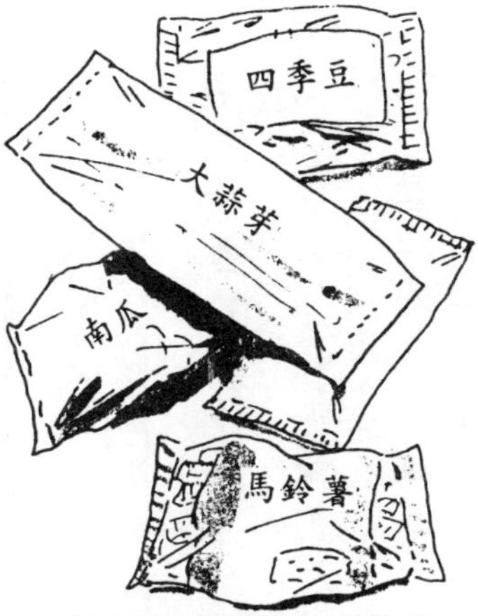
四季豆
大蒜芽
南瓜
馬鈴薯

購買冷凍蔬菜當作常備菜，沒有買蔬菜時便可以使用。

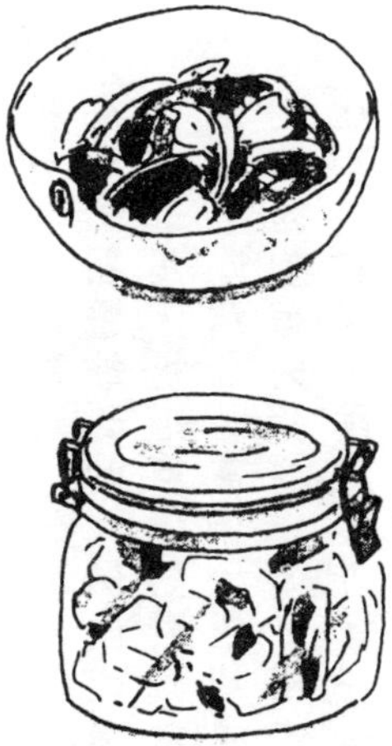

增加浸汁料理、醋漬料理的樣式。

[大量攝取蔬菜的秘訣]

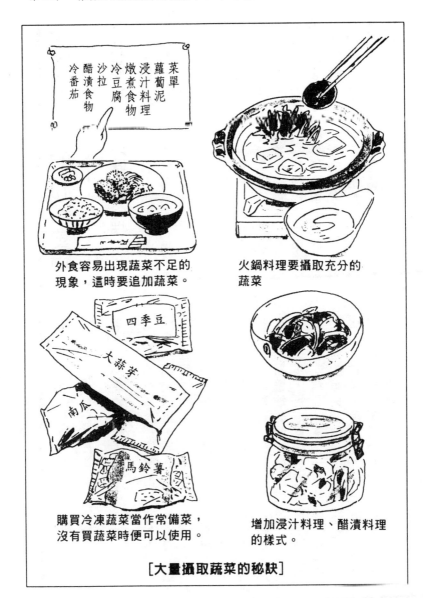

多吃低熱量的和式食物

重新看待媽媽口味的料理

現代人的飲食生活大都以漢堡、意大利麵、披薩等西式飲食為主，幾乎不再吃和式料理。

不過西式料理大都使用奶油、沙拉油、橄欖油等，熱量較高。

就這一點而言，和式料理除了油炸物以外，油的用量都較少，熱量較低。對於節食瘦身者而言，是最適合的料理。各位不要把和式料理想得那麼困難，不妨回想一下富有媽媽味道的料理，例如：馬鈴薯、芋頭類的燉煮料理，金平牛蒡、燉煮羊栖菜、什錦豆、素菜的浸汁料理……等等，都是值得回味的具有媽媽味道的料理。

多吃蔬菜的浸汁料理

和式料理大都使用很少的油，熱量較低。同是蔬菜，與其吃沙拉，還不如吃熱量較低的浸汁料理。

蔬菜的浸汁料理最適合使用菠菜、茼蒿、油菜。很多人都認為浸汁料理是把蔬菜氽燙過，再淋上醬油而已，這是鹽分較多的料理。一般的浸汁料理是用高湯三對醬油一的比例做成浸汁，加入蔬菜即可。這道料理對於減食有很大的助益。吃烤魚時會加上蘿蔔泥，蘿蔔中的澱粉酶有助於消化，是和式料理中常出現的佐菜。除此以外，牛蒡、胡蘿蔔、蓮藕等根菜類所含的纖維較多，在菜單中可以多利用。

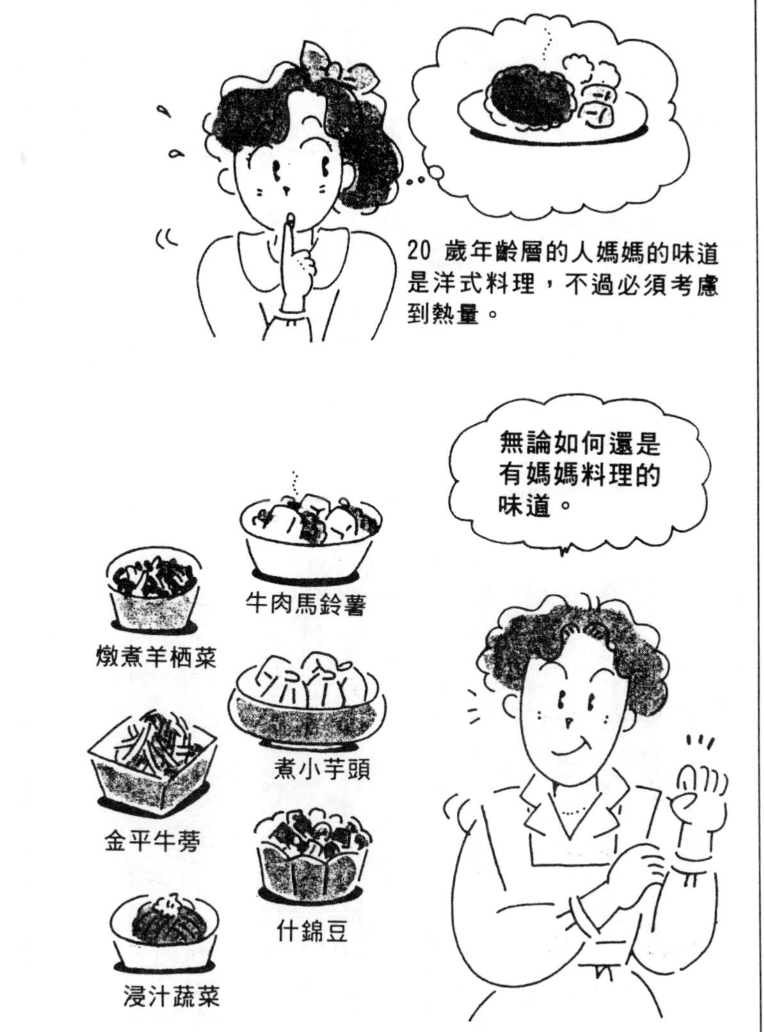
20 歲年齡層的人媽媽的味道是洋式料理，不過必須考慮到熱量。
無論如何還是有媽媽料理的味道。
牛肉馬鈴薯
燉煮羊栖菜
煮小芋頭
金平牛蒡
什錦豆
浸汁蔬菜

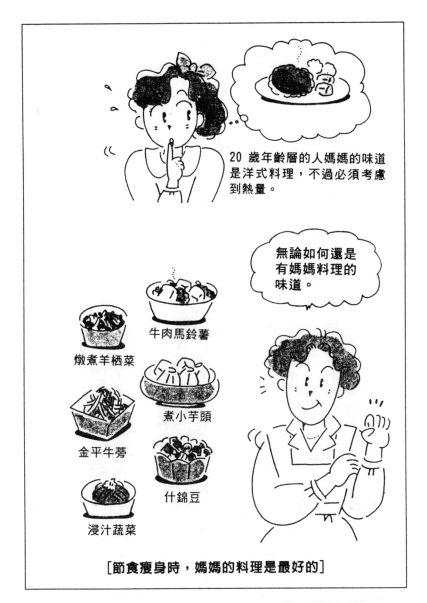

[節食瘦身時，媽媽的料理是最好的]

常外食的人要下的工夫

以外食為主的生活是不好的

忙碌的人或獨自生活的人大都以外食為主，較常發生口味較重，鹽分過多的情形（鹽分一天以十公克為適量）。由於鹽分攝取過量，因此容易出現喉嚨乾渴的現象，結果攝取了過多的水分，導致水胖。

此外，外食大都以漢堡、牛排、義大利麵、披薩、焗奶油之類的料理較多，熱量較高，在營養上出現了偏差。

經常外食體調會不佳，容易焦躁，肌膚會乾裂，不容易上粧等，因此要盡量避免外食，在家中攝取均衡的飲食。

為了補充蔬菜的不足而下工夫

必須外食時，要選擇定食，並且增加料理的種類。外食最大的問題是蔬菜攝取量不足。到和式餐廳去，最好是點燉煮蔬菜或蔬菜浸汁料理。

此外，也可以購買現成的蔬菜帶回家吃，要避免購買天婦羅或油炸食品。最近也有便當專賣店，購買時可以多買一份蔬菜或蔬菜的燉煮食物，甚至涼拌食物、和式沙拉等，可以增加料理的種類。尤其要選用日常缺乏的食物。

如果再怎麼樣也無法攝取蔬菜時，可以在飯後飲用無鹽的蔬菜果汁。

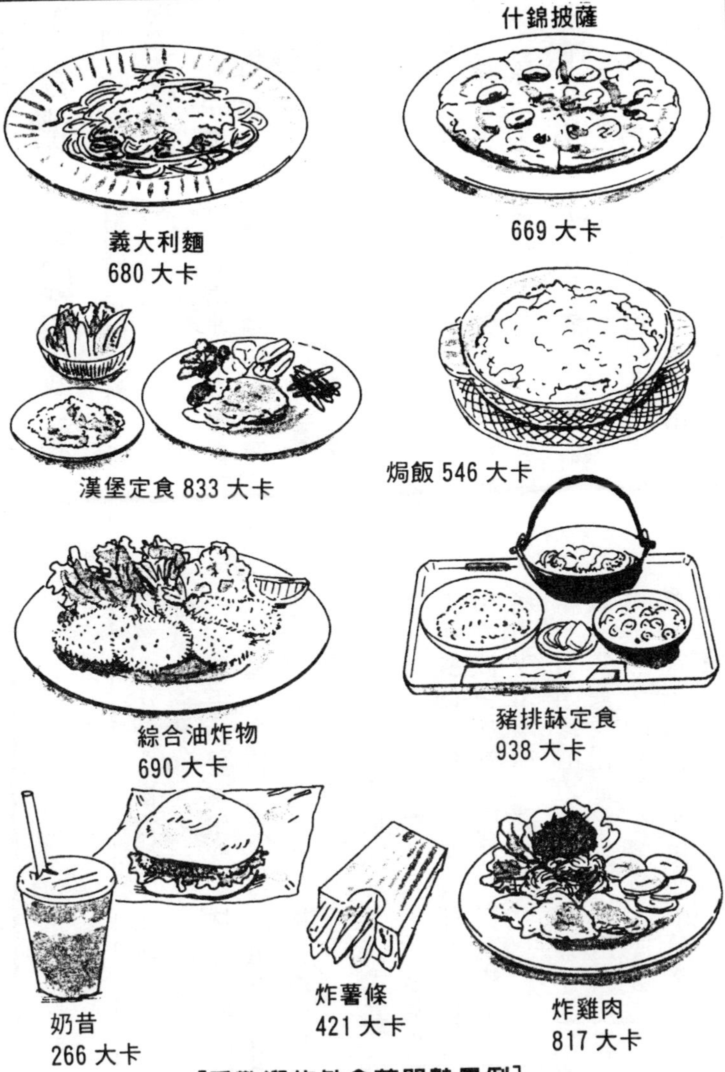
什錦披薩
669 大卡
義大利麵
680 大卡
漢堡定食 833 大卡
焗飯 546 大卡
綜合油炸物
690 大卡
豬排缽定食
938 大卡
奶昔
266 大卡
炸薯條
421 大卡
炸雞肉
817 大卡

[受歡迎的外食菜單熱量例]

利用微波爐降低熱量

微波爐的好處

使用微波爐的好處是可以降低熱量，減少維他命的流失。例如：用微波爐加熱豬里肌肉三～四分鐘，可以簡單地做出豬肉的蒸煮料理，而且可以去除其中的脂肪。

此外，蔬菜用保鮮膜包起，放入微波爐中加熱，可以減少放在水中煮時，維他命C與維他命B的流失（缺點為無法去除蔬菜中的澀味）。

油炸物也可以藉此降低熱量

節食期間，有時候也想要吃天婦羅等油炸物。這時可以在盤子上舖上二張紙巾，再把炸豬排放在上面，再覆蓋一張紙巾，放入微波爐中加熱，便可以去除其中的油分。

使用油豆腐作為素材時，可以用熱水燙掉其中的油分。這時也可以用紙巾把油豆腐包起來，放入微波爐中加熱，這是快速去除油分的方法。

在料理的事前處理上，尤其可以用微波爐來降低熱量。例如：做漢堡時需要用到的切碎的洋蔥或蔬菜，都可以先用微波爐加熱，由於已經柔軟了，只要使用少量的油來調理即可。

此外，浮在湯上的油炸小麵包塊可以不需要使用油來炸，利用微波爐可以做出無油的油炸小麵包。便當菜中的蔬菜肉卷也不需要使用油來煎烤，只要用微波爐加熱即可。

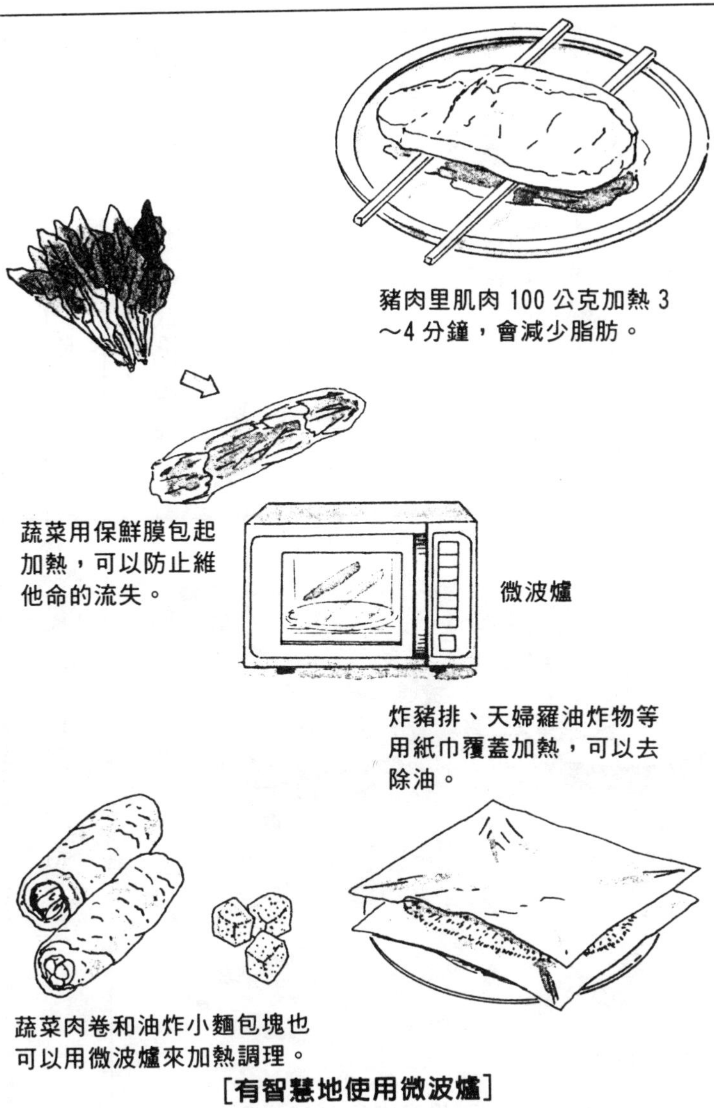
豬肉里肌肉 100 公克加熱 3～4 分鐘，會減少脂肪。
蔬菜用保鮮膜包起加熱，可以防止維他命的流失。
微波爐
炸豬排、天婦羅油炸物等用紙巾覆蓋加熱，可以去除油。
蔬菜肉卷和油炸小麵包塊也可以用微波爐來加熱調理。

[有智慧地使用微波爐]

使用平底鍋時最好使用鐵氟綸加工的鍋子

鐵氟綸加工的平底鍋料理

通常平底鍋料理會使用較多的油，因此熱量較高，是節食者的大敵。不過鐵氟綸加工的平底鍋，用少量的油，就可做出早餐不可或缺的荷包蛋、炒蛋、蛋包等無油料理。

一片鱈魚切成一口大小，煎過以後做成南蠻風味的魚料理。豬肉或培根等含有脂肪的食品，也可以不用油來煎，最後只要撒上鹽、胡椒即可。此外，雞肉撒上鹽、胡椒，加入牛奶和玉米粉，不需要使用奶油，就可以做出有濃厚奶油風味的洋式奶油雞。

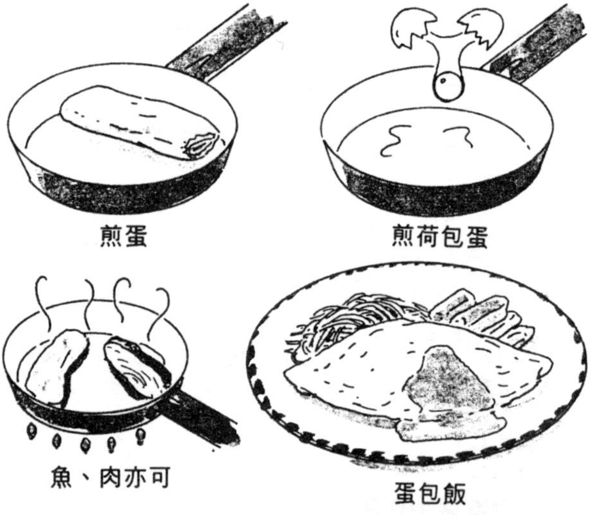

[用鐵氟綸加工的平底鍋調理無油料理]

奶油煮雞肉

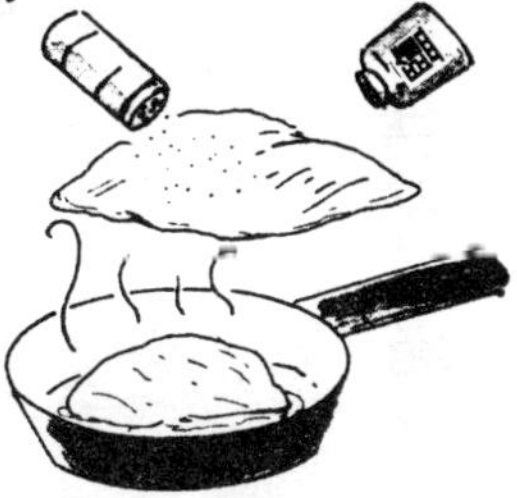

①雞肉撒上鹽、胡椒，再用鐵氟綸加工的平底鍋來煎。

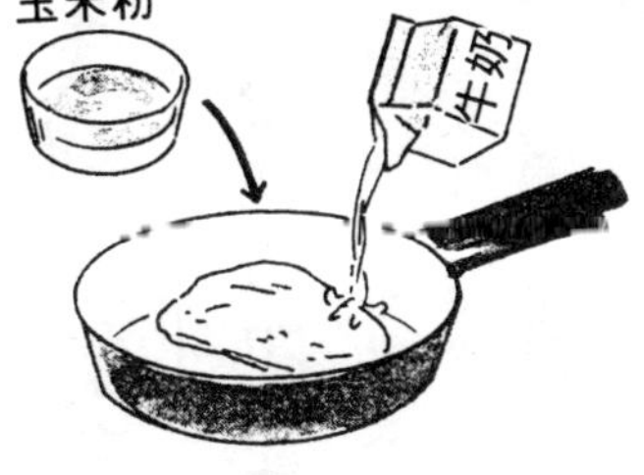

②用牛奶調溶玉米粉，再加入①的雞肉中。

南蠻風味的煎鱈魚

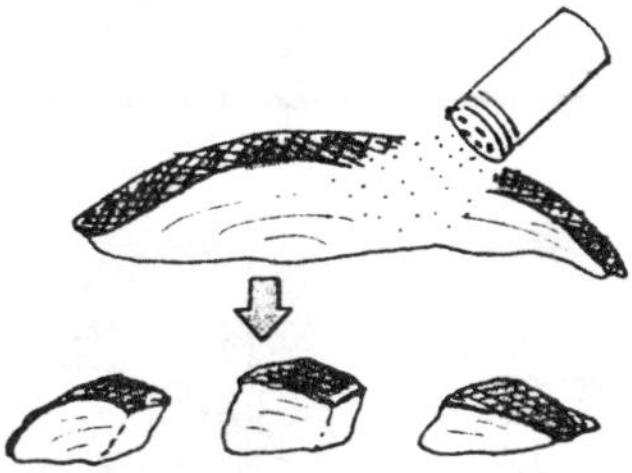

①將鹽漬鱈魚切成一口大小，再撒上胡椒。

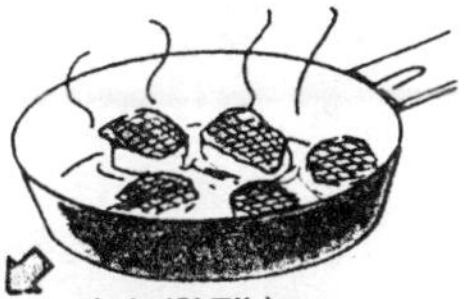

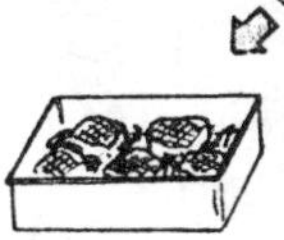

〈南蠻醋〉
醋 1/2 杯、砂糖 2 大匙、水 1/4 杯、醬油 2 小匙、少量的化學調味料

①煎烤過以後，泡在南蠻醋中。

奶油麵包糊煮魚

鱈魚、鯡魚、比目魚等白肉魚撒上麵粉以後，再放入鍋中煎。如果是使用鐵氟綸加工的平底鍋，只要使用少量的奶油即可。

竹筴魚浸漬南蠻醋

竹筴魚用少量的油煎過，再泡在南蠻醋中。這種作法會比炸的更健康。用沙丁魚、鯡魚等來作也美味。

[使用鐵氟綸加工的平底鍋來作料理]

義大利式的義大利麵節食法

減少至使用一大匙的油

義大利式的義大利麵節食法，為義大利的女性油麵吃得太多，而減少肉和橄欖油的攝取來降低熱量的方法。橄欖油減少至只使用一大匙。

如果是吃番茄義大利麵，可以用少量的油把切碎的大蒜爆香，再把切成大塊的生番茄放下去炒過，接著再加入煮好的六十～七十公克的義大利麵與切碎的羅勒一起拌勻，再撒上鹽和胡椒來調味。

無油且分量滿分

調理義大利麵時，必須試著不使用油的方法來料理。首先把煮好的義大利麵拌有鹹辣味道的魚子，再撒上烤海苔。或是把煮好的義大利麵拌納豆，再混入蛋、醬油來吃，也是非常美味的和式義大利麵。

煮好義大利麵以前，放入切碎的菜花再一起撈起。用這種方法煮好的義大利麵裡面有蔬菜，而且讓人覺得分量足夠。只要用少量的義大利麵，就能讓人產生滿腹感甚至可以加入切成絲的白菜，和義大利麵一起煮好，再用橙子醋、醬油、義大利辣醬調拌，吃起來會非常爽口。

萵苣切絲、番茄切片，舖在盤子底部，再把煮好的意大利麵放在上面，撒上鹽和胡椒、葡萄酒、醋，以及少量的橄欖油，就可做出低熱量的沙拉義大利麵。

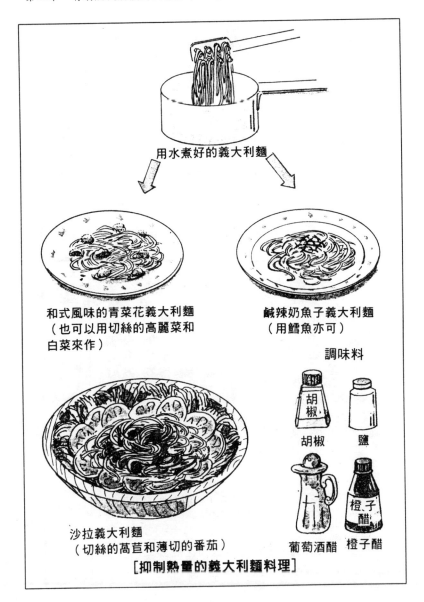

[抑制熱量的義大利麵料理]

利用飲食記錄確認零食量

零食會影響營養均衡性

考慮到營養的均衡性，確實攝取三餐，用餐時間以外就不會有攝取零食的困擾。如果減少米飯的份量，飲食以生鮮蔬菜沙拉為主，常會覺得肚子餓，而吃餅乾、蛋糕、糖果等零食。

零食攝取過量，接下來就無法吃正餐，而形成惡性循環。換言之，沒有充分攝取必要的營養素，卻只吃零食，會使營養平衡失調，導致肥胖。

嘗試記錄一天的飲食

減食卻一直無法瘦下來的人，通常是攝取了太多的零食。為甚麼會攝取了太多的零食呢？這時最好是把一天內攝取的食物記錄下來。例如：沒吃早餐，在大約十點鐘時吃了餅乾，中午的甜點則吃了慕司；三點鐘時吃蛋糕，喝咖啡，還吃煎餅，飲用果汁，不知不覺中就攝取了太多熱量。

用零食來補充營養

養成吃零食習慣的人，一旦要戒除並不容易。想吃零食時，最好是吃烤蕃薯、醋昆布、酸乳酪（無糖）等，藉此補充不足的營養。酸乳酪可以加入牛奶，做成稀釋的酸乳酪飲料。切入水果做成水果酸乳酪也很好。

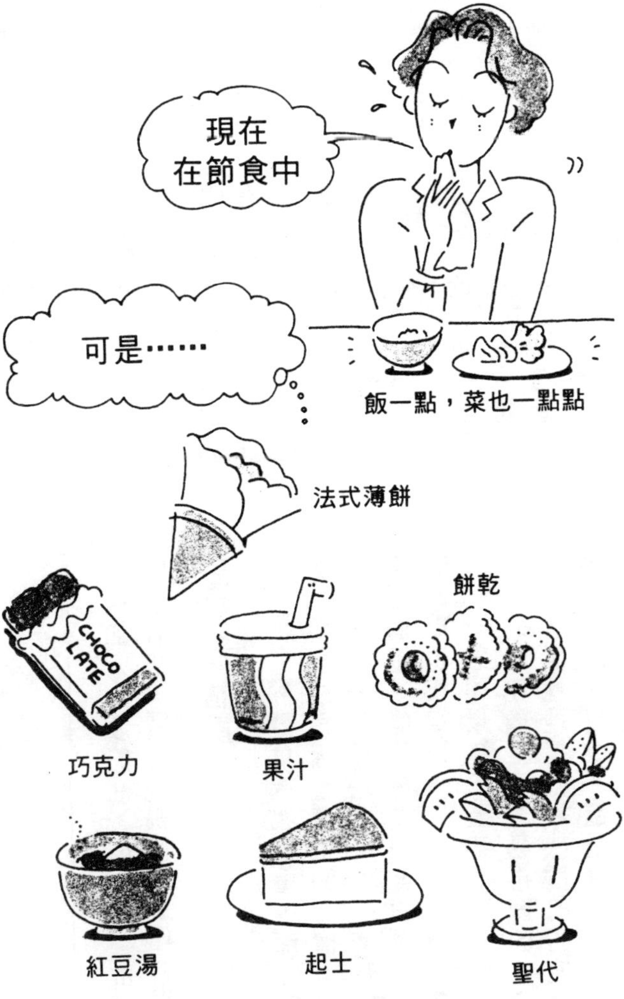

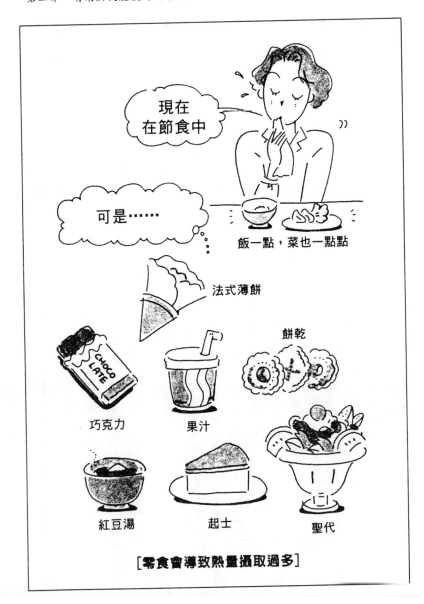

[零食會導致熱量攝取過多]

確認熱量進行控制

要記住營養的基本知識

為了確認熱量，要知道何種食物有多少的能量，含有何種營養素，要有這方面的基本知識。雖然無法精確地算出熱量，可是大致算出一天的熱量會比較容易控制。選用較容易計算熱量的食品，當作飲食菜單是很重要的。

要計算本身就了解的食物的熱量會比較容易，而且會在不知不覺中選擇脂肪和醣類較少的食物。外食或吃速食食品的人，小菜也是買現成的，通常會以為自己只吃一點點，不料熱量卻已經超出太多了。外面的食物為了講求口感，都會加入太多的油、糖、鹽，可是為了健康著想，還是要親自動手作料理。

每天量體重

早上醒來量一次體重，睡前再量一次，要養成每天量體重的習慣。通常體重差都在一公斤左右，以一週為單位來減輕體重，能夠享受節食的樂趣，這樣的減重也較順利。

不過如果減少至某種程度以下，在一定的時期內是不容易再減的。這時必須要有耐性地持續維持目前的節食，經過一段時間以後，還是會再減少的。那時就能成功地節食。因此不要半途而廢，要長期地作戰。

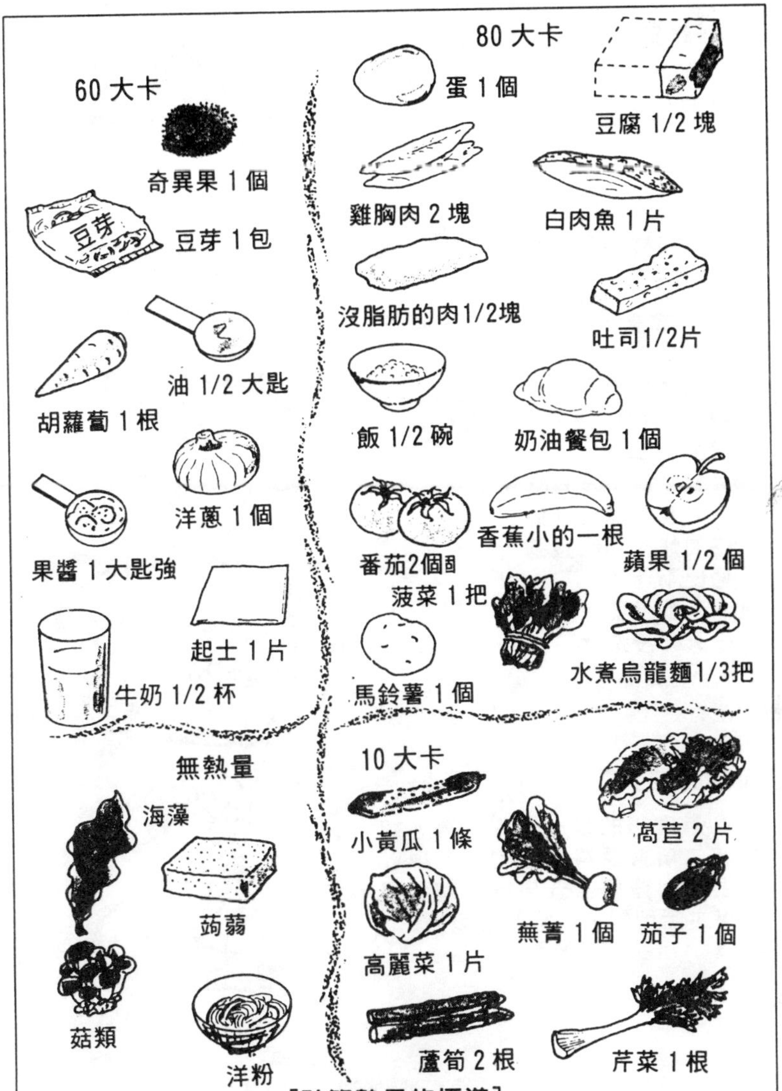
60 大卡
奇異果 1 個
豆芽
豆芽 1 包
油 1/2 大匙
胡蘿蔔 1 根
洋蔥 1 個
果醬 1 大匙強
起士 1 片
牛奶 1/2 杯
80 大卡
蛋 1 個
豆腐 1/2 塊
雞胸肉 2 塊
白肉魚 1 片
沒脂肪的肉1/2塊
吐司1/2片
飯 1/2 碗
奶油餐包 1 個
番茄2個
香蕉小的一根
蘋果 1/2 個
菠菜 1 把
馬鈴薯 1 個
水煮烏龍麵1/3把
無熱量
海藻
蒟蒻
菇類
洋粉
10 大卡
小黃瓜 1 條
萵苣 2 片
蕪菁 1 個
茄子 1 個
高麗菜 1 片
蘆筍 2 根
芹菜 1 根

[計算熱量的標準]

控制熱量

為了控制熱量，在一天內要確認以下的事項：

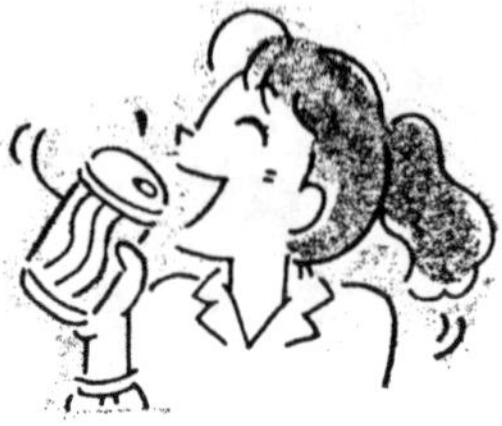

一天的確認項目：

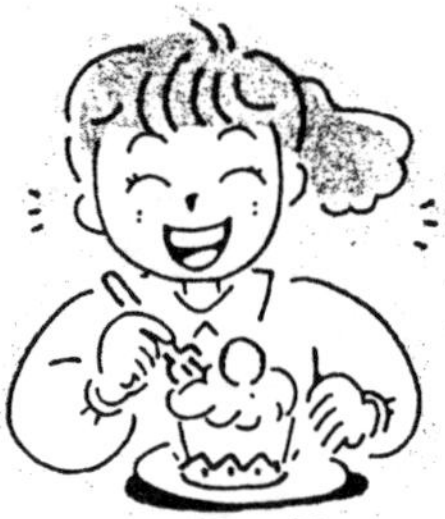

①喝了清涼飲料。
②吃了零食（蛋糕、餅乾、糖果等等）。
③因勸誘而喝酒。
④沒有定時吃三餐，不過有確實攝取三餐。
⑤飲食中幾乎沒有吃蔬菜。
⑥吃外食和速食食品。
⑦吃油炸食物或拉麵。
⑧通便不佳。
⑨一天都坐著。
⑩一天都沒運動。

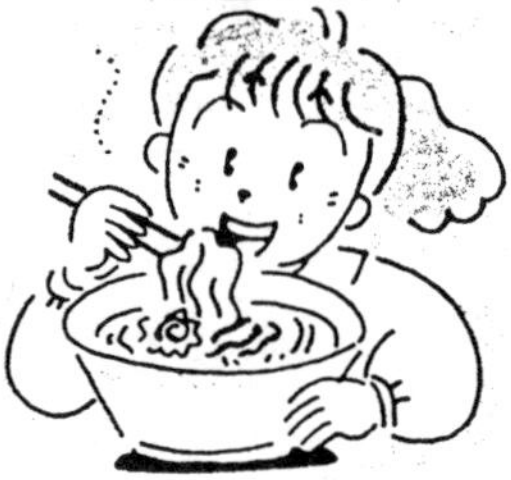

確認的結果

最理想的是一項都沒有。如果有二項就要努力忍耐。三項以上要特別留意。五項以上就必須改變生活型態，才能節食瘦身。

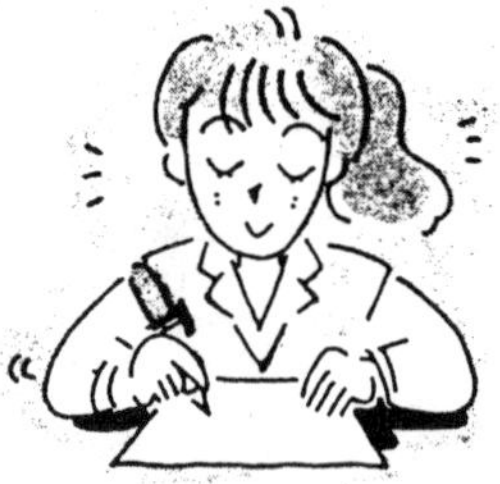

成功節食的要領2

第3章

爲了達成瘦身目標的節食瘦身菜單

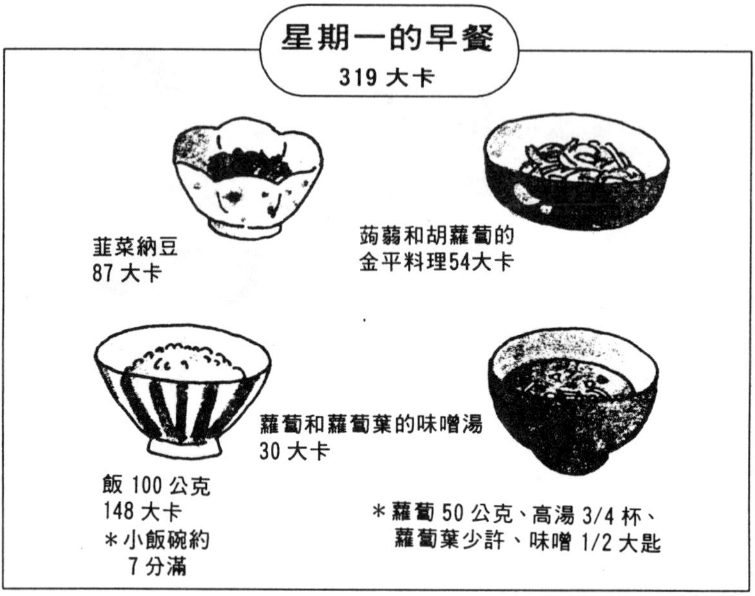

想要減去大約 20 公斤的人一週的食譜[1200 大卡]

蒟蒻胡蘿蔔的金平料理

〈材料〉絲狀蒟蒻¼片　胡蘿蔔二十公克　芝麻油一小匙　紅辣椒少許醬油一小匙　砂糖⅔小匙　高湯三大匙。

〈作法〉絲狀蒟蒻汆燙過，胡蘿蔔切絲。把芝麻油中圓切的紅辣椒放入鍋中加熱，再放入胡蘿蔔炒過，加入蒟蒻炒一下即可。然後加入醬油、砂糖、高湯，把汁收乾為止。

韮菜納豆

〈材料〉韮菜¼把　納豆½包（四十公克）醬油一小匙　辣椒少許。

〈作法〉韮菜煮過再切成小塊，再混入納豆、辣椒、醬油。

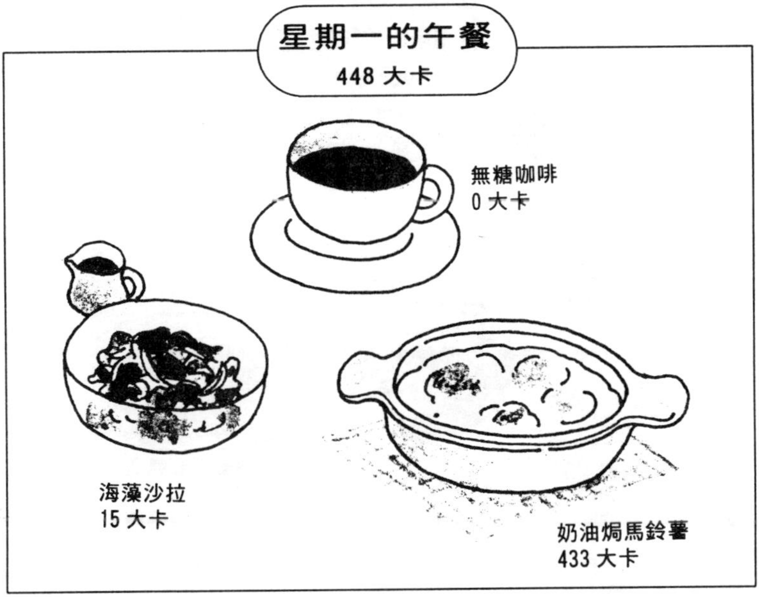
星期一的午餐
448 大卡
無糖咖啡
0 大卡
海藻沙拉
15 大卡
奶油焗馬鈴薯
433 大卡

想要減去大約 20 公斤的人一週的食譜[1200 大卡]

牛奶焗馬鈴薯

〈材料〉馬鈴薯小二個　菠菜六十公克　蛋一個　牛奶一杯　玉米粉一大匙　鹽、胡椒、起士粉各一小匙。

〈作法〉①馬鈴薯和蛋煮過，切片以後撒上鹽、胡椒備用。菠菜汆燙過以後，切成三公分長，再撒上鹽、胡椒。

②在牛奶中加入¼小匙的鹽，混入胡椒和玉米粉，一邊加熱一邊攪拌，做成白色奶油醬汁。然後淋在盛盤的馬鈴薯、菠菜、蛋上面，最後撒上起士粉，放入烤箱中烤。

海藻沙拉

〈材料〉海帶芽、海苔約八十公克，用水泡開，洋蔥（切片）少許，醋、醬油二小匙。

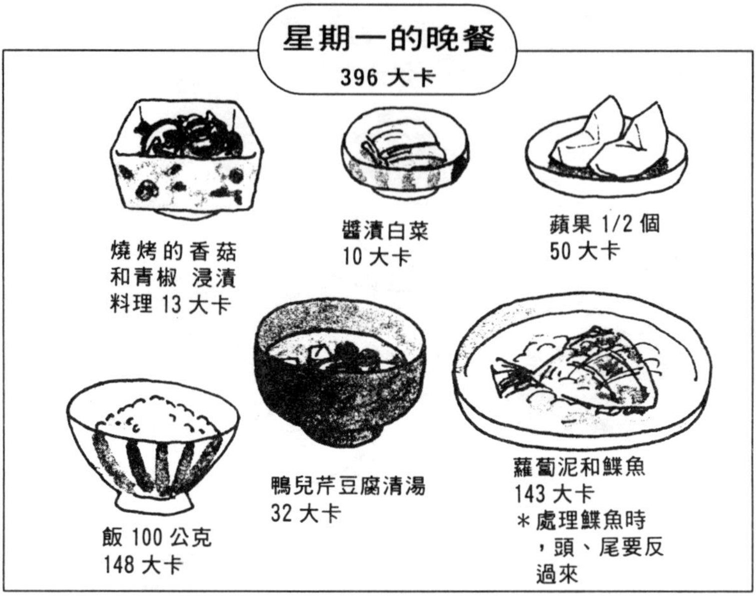

想要減去大約 20 公斤的人一週的食譜[1200 大卡]

蘿蔔泥和煮鰈魚

〈材料〉鰈魚½條　蘿蔔八十公克　米酒½大匙　砂糖½大匙　醬油一大匙。

〈作法〉鰈魚切成二半，把調味料和足以蓋過鰈魚的水加熱，再放入鰈魚煮十五分鐘。最後再把已經瀝除水分的蘿蔔泥撒在上面。

燒烤的香菇和青椒的浸汁料理

〈材料〉生香菇三朵　青椒二個　醬油⅔小匙　高湯(醬油的二倍)。

〈作法〉香菇放在網上烤過以後再薄切，青椒煮過以後切成絲，再拌入高湯、醬油。

清湯

〈作法〉⅛塊豆腐用¾杯的高湯快煮，然後再加入½小匙醬油和少許鹽調味，再撒上鴨兒芹即可。

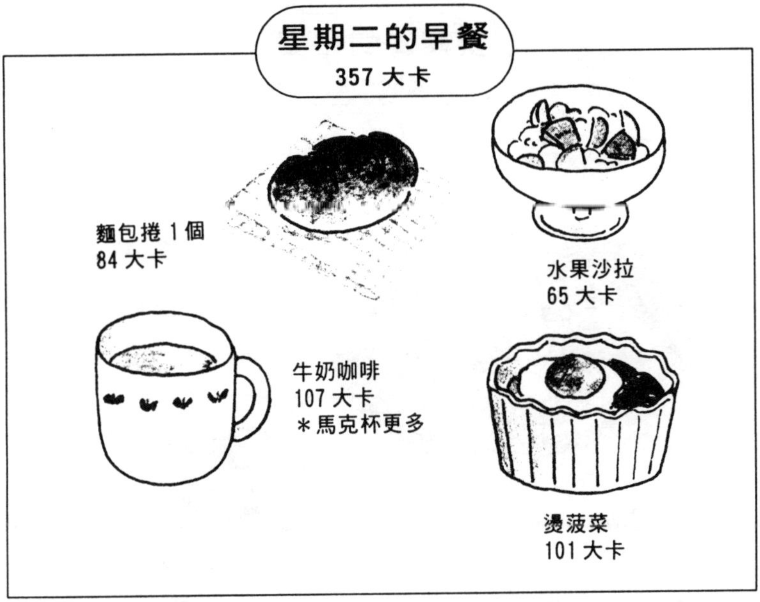

想要減去大約 20 公斤的人一週的食譜[1200 大卡]

蛋菠菜

〈材料〉菠菜八十公克　鹽、胡椒少許　蛋一個。

〈作法〉汆燙過的菠菜切成四公分，再撒上鹽、胡椒拌勻，放入較深的容器中，再打下蛋。放入烤箱中或微波爐中烤一烤，直至蛋熟了為止。

水果沙拉

〈材料〉蘋果⅙個　奇異果¼個　草莓二個　加工起士二十公克　檸檬汁一小匙。

〈作法〉水果切成適當大小，再擠上檸檬汁，撒上加工起士。

※一匙分的牛奶加熱以後，再加入二小匙的咖啡粉調溶，即成為牛奶咖啡。

星期二的午餐
386 大卡

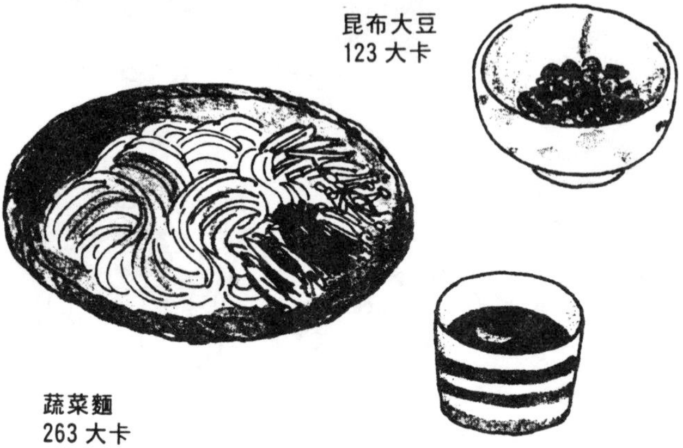

想要減去大約 20 公斤的人一週的食譜[1200 大卡]

蔬菜麵

〈材料〉乾麵條六十公克　胡蘿蔔二十公克　豆芽四十公克　蘿蔔嬰¼把　小黃瓜¼根　高湯四大匙　醬油一大匙　米酒½大匙。

〈作法〉麵條煮熟備用，再把煮過的胡蘿蔔切絲。豆芽、蘿蔔嬰、切絲的小黃瓜也一起加在麵條上，接著再把用高湯、醬油、米酒煮成的麵湯加入麵中來吃。

昆布大豆

〈材料〉煮過的大豆六十公克　高湯昆布少許　砂糖一小匙　醬油一小匙。

〈作法〉昆布用水泡開，再加入煮過的大豆和調味料一起煮軟（只有大豆亦可，或是同時再加入蒟蒻一起煮）。

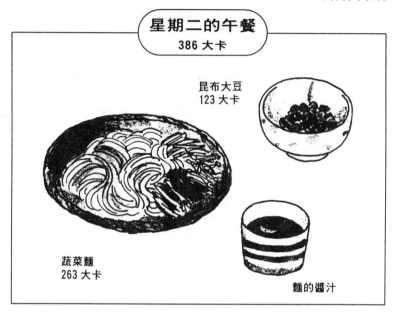

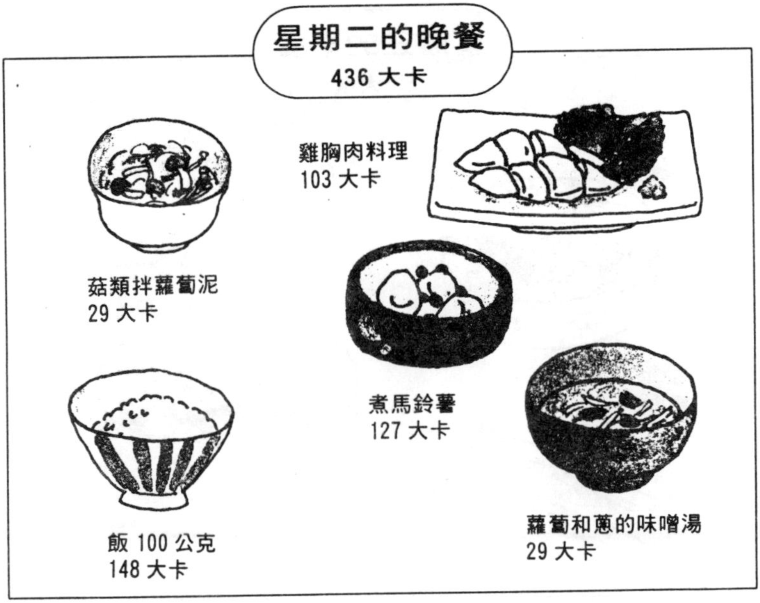

想要減去大約 20 公斤的人一週的食譜[1200 大卡]

雞胸肉料理

〈材料〉雞胸肉二塊　芡粉 ½ 小匙　芥末、紫蘇葉各少許。

〈作法〉雞胸肉斜切成片再撒上芡粉，覆蓋紙巾再用桿麵棒輕輕敲打，再放入水中煮過。最後添加紫蘇葉，沾芥末醬油來吃。

煮馬鈴薯

〈材料〉馬鈴薯一個　冷凍豌豆一大匙　醬油一小匙　鹽少許砂糖二小匙。

〈作法〉馬鈴薯切成大塊，加入調味料與少量的水，煮至軟了為止。再撒下豌豆。

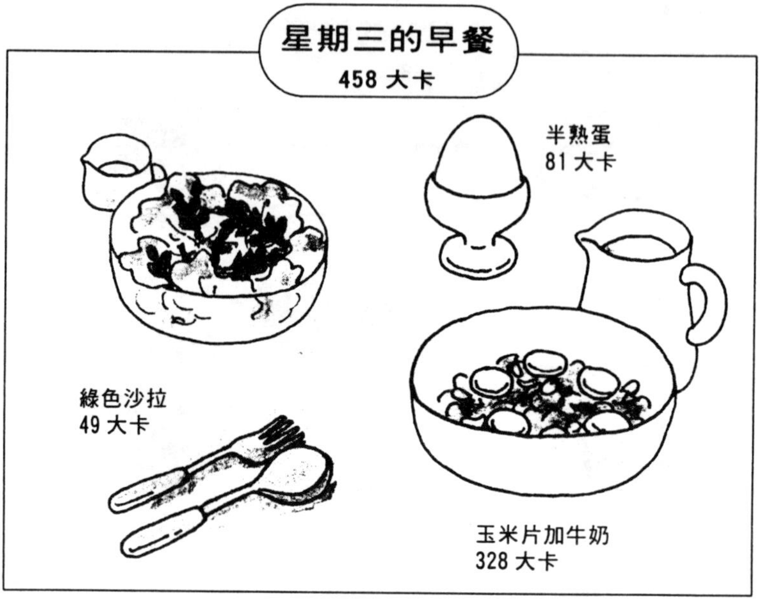

想要減去大約 20 公斤的人一週的食譜[1200 大卡]

玉米片加牛奶

〈材料〉玉米片一杯　牛奶一杯香蕉一條。

〈作法〉玉米片約一人份不加砂糖，添加切片的香蕉再倒入牛奶。因為有香蕉的甜味，吃起來非常美味。

綠色沙拉

〈材料〉萵苣小¼個　水芹½把法式沙拉醬汁二小匙。

〈作法〉萵苣泡過水以後撕成小塊。水芹摘取其葉來使用，瀝乾水分以後切碎，撒在萵苣上方，再淋上法式沙拉醬汁。

※半熟蛋如果煮太熟，吃了會消化不良，最好是煮三～四分鐘即可。

星期三的午餐
316 大卡

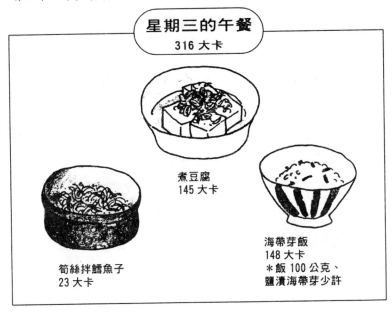

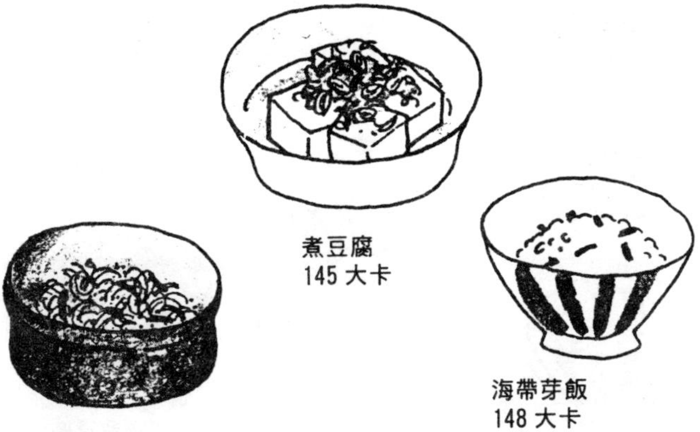

煮豆腐
145 大卡

海帶芽飯
148 大卡
＊飯 100 公克、
鹽漬海帶芽少許

筍絲拌鱈魚子
23 大卡

想要減去大約 20 公斤的人一週的食譜[1200 大卡]

煮豆腐

〈材料〉豆腐½塊　蔥三公分　薑末少許　鰹魚屑½小包　高湯½杯　醬油½大匙　米酒一小匙。

〈作法〉豆腐瀝乾水分，切成大塊。然後在鍋中倒入高湯、醬油、米酒，煮開以後放入豆腐煮約十分鐘。連湯一起盛入碗中，再撒上切成小段的蔥和薑末，最後再撒上鰹魚屑（如果使用瀝乾水分的豆腐，會更容易吸取湯汁而入味）。

粉絲拌鱈魚子

〈材料〉粉絲¼把　鱈魚子¼塊　紫蘇葉一片。

〈作法〉粉絲煮過再切成小段。剝除鱈魚子的皮再搗碎，再加入切成絲的紫蘇葉一起拌勻。

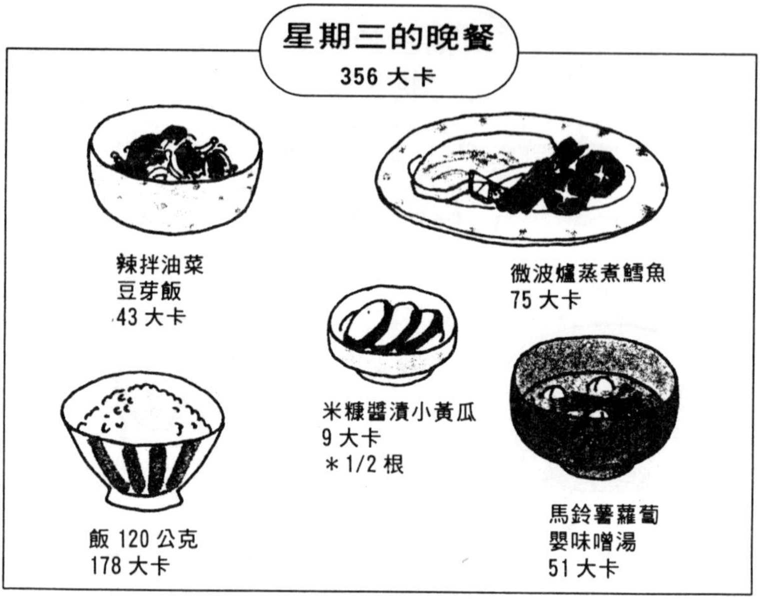
星期三的晚餐
356 大卡
辣拌油菜
豆芽飯
43 大卡
微波爐蒸煮鱈魚
75 大卡
米糠醬漬小黃瓜
9 大卡
＊1/2 根
飯 120 公克
178 大卡
馬鈴薯蘿蔔
嬰味噌湯
51 大卡

想要減去大約 20 公斤的人一週的食譜[1200 大卡]

用微波爐蒸煮鱈魚

〈材料〉鹽漬鱈魚一片　酒、胡椒各少許　蘆筍一根　生香菇二朵　檸檬¼個。

〈作法〉鱈魚撒上酒和胡椒。蘆筍切成三段，和切除蒂的香菇一起擺在鱈魚旁，覆蓋保鮮膜，放入微波爐中加熱三～四分鐘。接著再擠上檸檬汁。

辣拌油菜和豆芽

〈材料〉油菜五十公克　豆芽三十公克　火腿一片　芥末醬⅛小匙　醬油⅔小匙。

〈作法〉油菜汆燙以後切成三公分，豆芽也汆燙過。火腿切絲，然後再拌上芥末醬油。

※用⅓個馬鈴薯、高湯¾杯、味噌½大匙煮好味噌湯，最後撒上少許蘿蔔嬰。

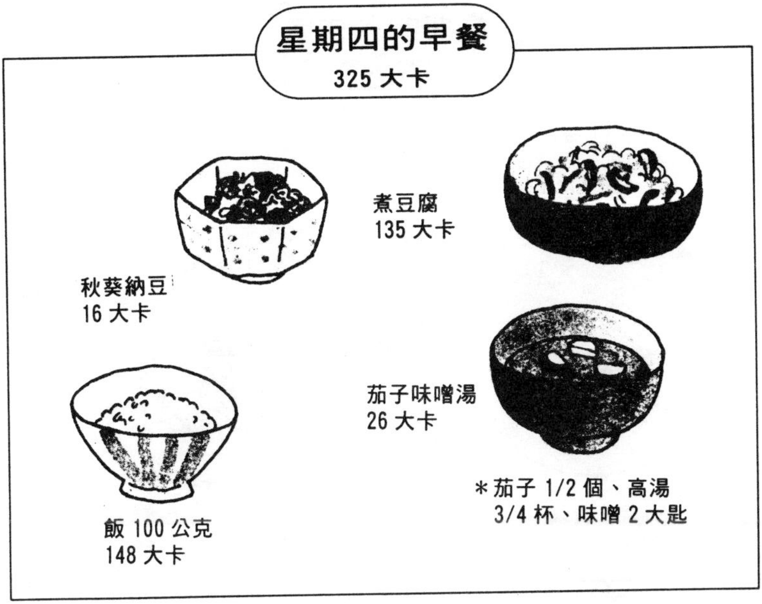

想要減去大約 20 公斤的人一週的食譜[1200 大卡]

炒豆腐

〈材料〉大綿豆腐⅓塊　蛋½個　胡蘿蔔十公克　乾香菇一朵　高湯適量　醬油½小匙　砂糖一小匙　鹽少許。

〈作法〉①豆腐放入鍋中，一邊加熱一邊壓碎，稍微加熱一會兒，再倒入竹簍中瀝乾水分。

②胡蘿蔔和泡開的香菇切絲，倒入高湯蓋過材料，稍微煮一會兒，再加入醬油、砂糖、鹽和豆腐，煮至收乾醬汁為止，再混入蛋即可。

秋葵納豆

〈材料〉秋葵五條　鰹魚屑、醬油各少許。

〈作法〉秋葵燙過以後切成小塊，充分拌出黏性，再撒上鰹魚屑和醬油即可。

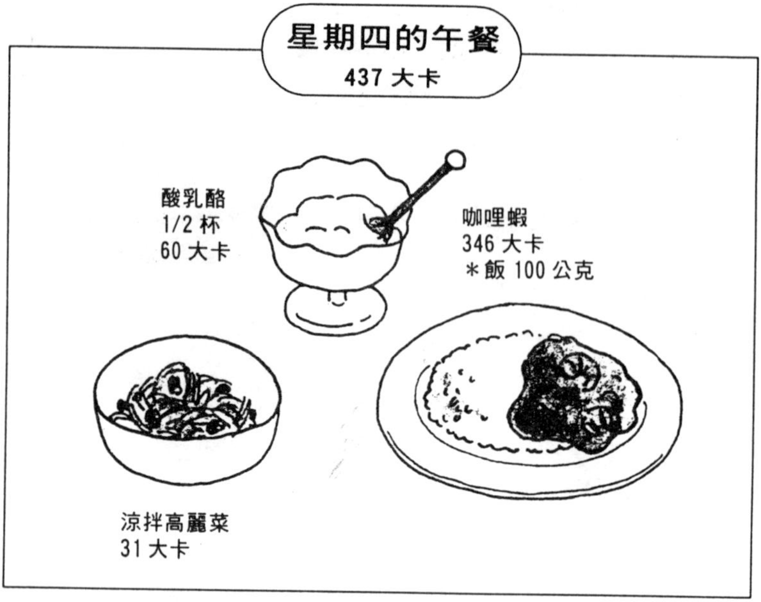

想要減去大約 20 公斤的人一週的食譜[1200 大卡]

咖哩蝦

〈材料〉剝殼的蝦子五十公克　洋蔥⅓個　冷凍豌豆一大匙　咖哩調味料十五公克　湯⅔杯　鹽少許　奶油一小匙　飯一百公克。

〈作法〉洋蔥切碎以後，用奶油來炒。接著再放入已經去除背部砂腸的蝦，最後加入湯煮沸待咖哩調味料溶化以後，再用鹽調味。咖哩汁淋在飯上來吃。

涼拌高麗菜

〈材料〉高麗菜一片　葡萄乾½大匙　檸檬汁一小匙　鹽、胡椒各少許。

〈作法〉高麗菜切絲以後，混入泡開的葡萄乾，加入檸檬汁、鹽、胡椒調味（切絲的高麗菜放入塑膠袋中，放入冰箱中使其冷卻）。

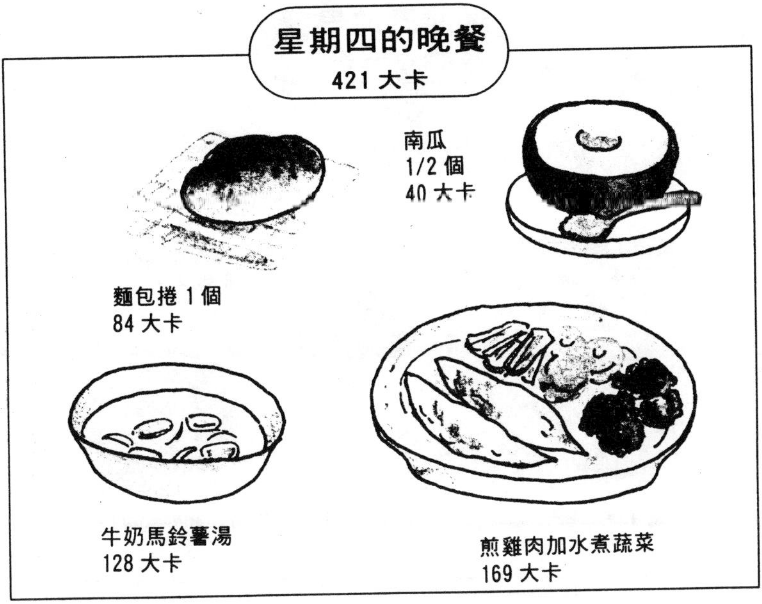
星期四的晚餐
421 大卡
南瓜
1/2 個
40 大卡
麵包捲 1 個
84 大卡
牛奶馬鈴薯湯
128 大卡
煎雞肉加水煮蔬菜
169 大卡

想要減去大約 20 公斤的人一週的食譜[1200 大卡]

煎雞肉加水煮蔬菜

〈材料〉雞胸肉二塊　鹽$\frac{1}{6}$小匙　胡椒少許　麵粉少許　蛋$\frac{1}{3}$個　油$\frac{1}{2}$小匙　菜花$\frac{1}{8}$棵　胡蘿蔔二十公克　芹菜小$\frac{1}{4}$根。

〈作法〉雞胸肉去筋，撒上鹽、胡椒和麵粉，沾上蛋液。接著在鐵氟綸加工的平底鍋中把油加熱，用小火煎。蔬菜切成適當大小，添加在雞肉旁。

牛奶馬鈴薯湯

〈材料〉馬鈴薯$\frac{3}{4}$個　洋蔥$\frac{1}{8}$個　湯塊$\frac{1}{4}$個　牛奶$\frac{2}{3}$杯　奶油$\frac{1}{2}$小匙　鹽、胡椒各少許。

〈作法〉薄切的洋蔥用奶油炒過，再放入薄切的馬鈴薯，加入適量的水，以及湯塊和牛奶煮溶，最後用鹽、胡椒調味。

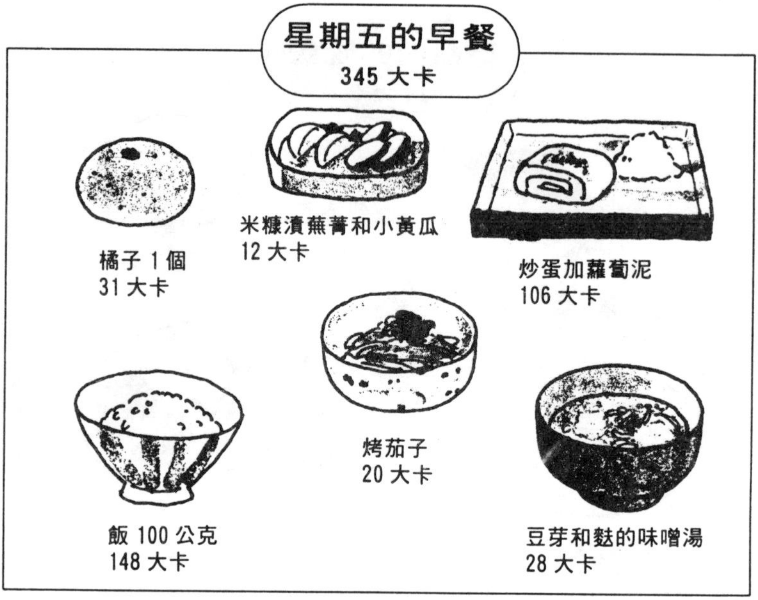
星期五的早餐
345 大卡
橘子 1 個
31 大卡
米糠漬蕪菁和小黃瓜
12 大卡
炒蛋加蘿蔔泥
106 大卡
烤茄子
20 大卡
飯 100 公克
148 大卡
豆芽和麩的味噌湯
28 大卡

想要減去大約20公斤的人一週的食譜[1200大卡]

炒蛋

〈材料〉蛋一個　砂糖½小匙　鹽、醬油各少許　蘿蔔一百公克。

〈作法〉蛋加入砂糖、鹽、醬油，用鐵氟綸加工的平底鍋把油加熱來炒。最後添加蘿蔔泥在蛋旁。

烤茄子

〈材料〉茄子一個　鰹魚屑少許　醬油½小匙。

〈作法〉茄子放在網上烤過以後撕成片，放入碗中再撒上鰹魚屑即可食用。

加入豆芽和麩的味噌湯

〈材料〉豆芽三十公克　麩少許　高湯¾杯　味噌½大匙強。

米糠漬蕪菁和小黃瓜

〈材料〉蕪菁½個　小黃瓜¼根

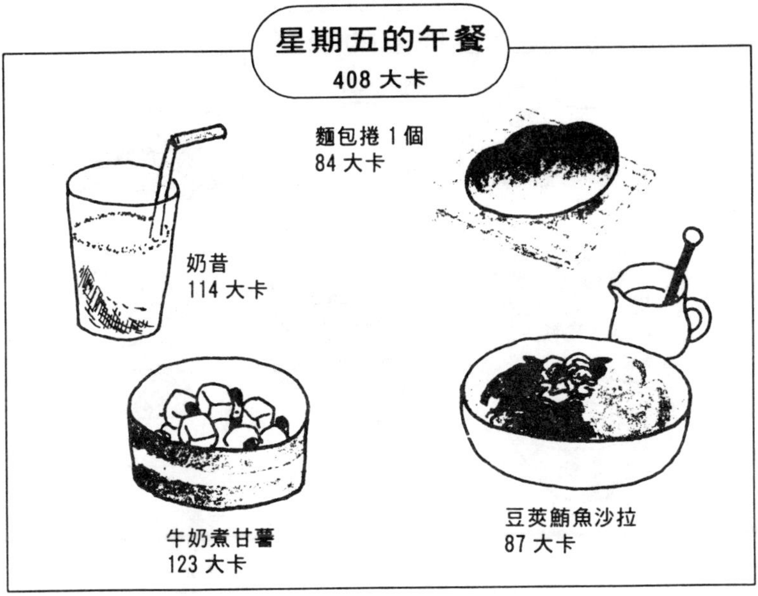
星期五的午餐
408 大卡
麵包捲 1 個
84 大卡
奶昔
114 大卡
牛奶煮甘薯
123 大卡
豆莢鮪魚沙拉
87 大卡

想要減去大約 20 公斤的人一週的食譜[1200 大卡]

豆莢鮪魚沙拉

〈材料〉豌豆莢六十公克　番茄½個　鮪魚罐頭⅕小罐　無油沙拉醬汁一大匙。

〈作法〉用熱水汆燙過的豌豆莢和番茄切成適量大小，接著淋上瀝乾湯汁的罐頭鮪魚，再淋上無油的沙拉醬汁即可食用。

牛奶煮甘薯

〈材料〉甘薯中的¼個（六十公克）　葡萄乾一小匙　牛奶⅓杯　鹽少許。

〈作法〉甘薯切成方塊以後，再加入葡萄乾，用牛奶煮軟以後，撒上鹽即可。

※用低脂牛奶和純的酸乳酪各½杯，混合做成奶昔。

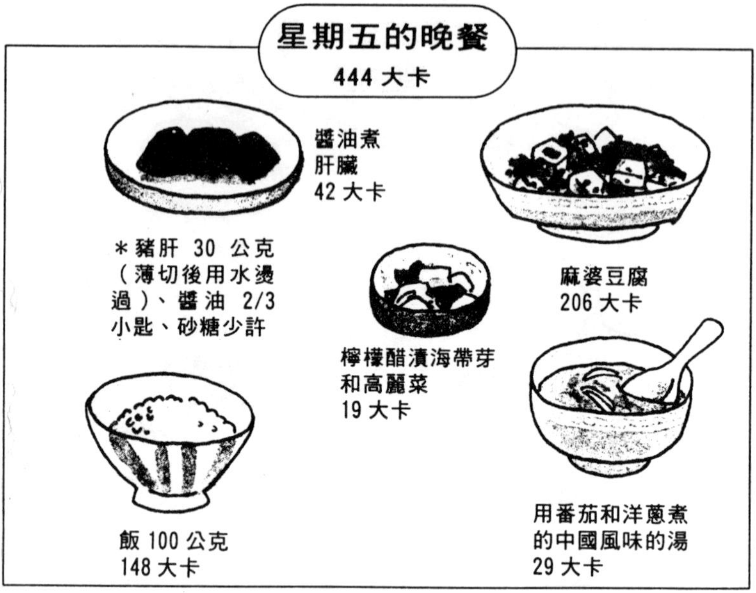
星期五的晚餐
444 大卡
醬油煮
肝臟
42 大卡
＊豬肝 30 公克
（薄切後用水燙
過）、醬油 2/3
小匙、砂糖少許
麻婆豆腐
206 大卡
檸檬醋漬海帶芽
和高麗菜
19 大卡
飯 100 公克
148 大卡
用番茄和洋蔥煮
的中國風味的湯
29 大卡

想要減去大約 20 公斤的人一週的食譜[1200 大卡]

麻婆豆腐

〈材料〉木綿豆腐⅓塊　豬絞肉二十五公克　油⅔大匙　蔥⅙根　薑、大蒜、豆瓣醬各少許　醬油一小匙　砂糖小匙　鹽少許　湯三大匙　芡粉少許。

〈作法〉切碎的大蒜、蔥、薑放入油中炒香，接著再放入豆瓣醬和絞肉一起炒，再加入湯汁和調味料煮開。最後加入切成小方塊的豆腐，用芡粉勾芡即可。

用番茄和洋蔥煮成的中國風味的湯

〈材料〉番茄¼個　洋蔥⅙個　芝麻油少許　湯塊¼個　鹽少許　水一杯。

〈作法〉在水中加入湯塊煮開以後，放入切成梳子形狀的番茄和洋蔥快煮，最後再用鹽和芝麻油調味。

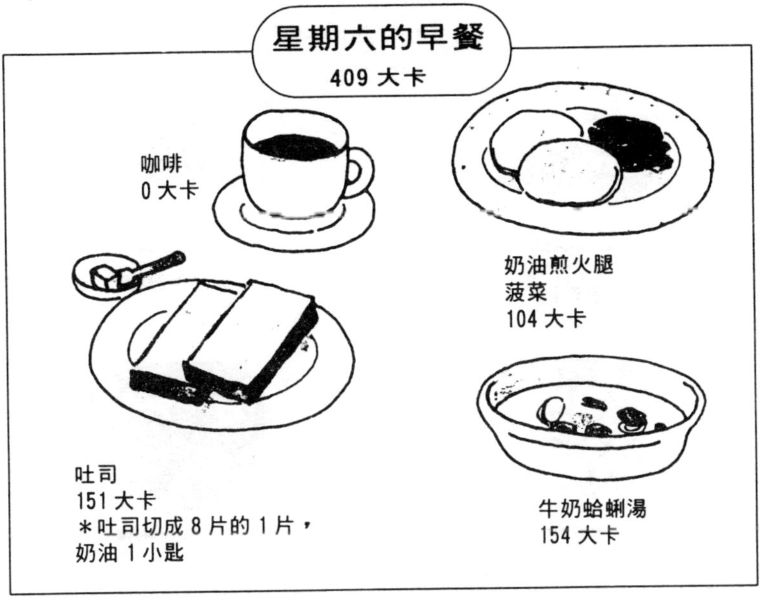

想要減去大約 20 公斤的人一週的食譜[1200 大卡]

牛奶煮蛤蜊湯

〈材料〉帶殼的蛤蜊一百公克　洋蔥⅛個　湯塊¼個　牛奶一杯　鹽、胡椒各少許。

〈作法〉在牛奶中加入薄切的洋蔥和湯塊以後，煮開了再加入蛤蜊。用弱火煮至蛤蜊開口以後，用鹽和胡椒調味。

※蛤蜊要放置在少量鹽的水中吐沙。

奶油煎火腿和菠菜

〈材料〉火腿二片　菠菜七十公克　油一小匙　鹽、胡椒各少許。

〈作法〉菠菜汆燙以後，切成四公分長。火腿煎過，再加入菠菜略炒，最後用鹽和胡椒調味。

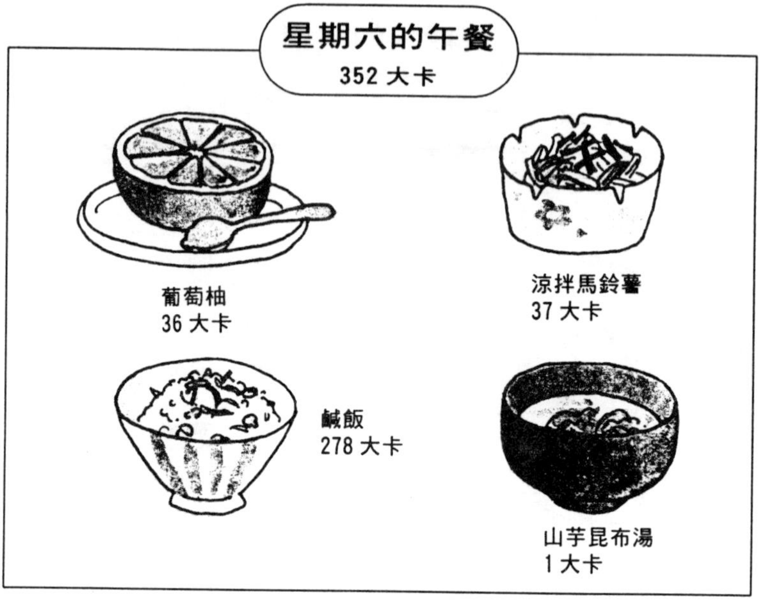

想要減去大約 20 公斤的人一週的食譜[1200 大卡]

鹹飯

〈材料〉飯一二〇公克　蛋一個　小沙丁魚乾十公克　紫蘇葉二斤　鹽少許。

〈作法〉蛋炒過以後，再加入熱騰騰的米飯、小沙丁魚乾和少量的鹽一起混合，最後再撒上切絲的紫蘇葉即可。

涼拌馬鈴薯

〈材料〉馬鈴薯小的½個　醋一小匙　醬油¼小匙　鹽少許　砂糖½小匙　烤海苔少許。

〈作法〉馬鈴薯切絲以後，放在水中漂過，接著用充分的熱水快煮三十秒鐘，撈起，拌上調味料，使其冷卻。要吃的時候，再撒上切碎的海苔。

※葡萄柚半個

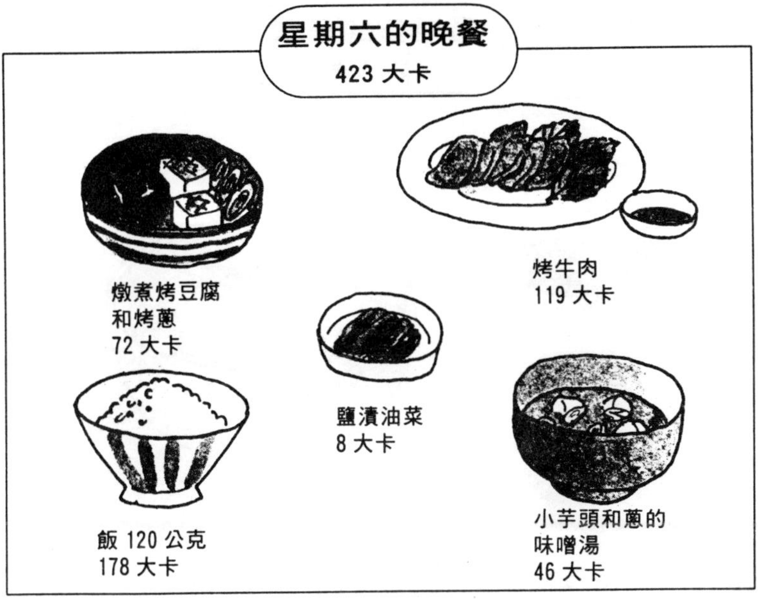

想要減去大約 20 公斤的人一週的食譜[1200 大卡]

網烤牛肉

〈材料〉牛腿肉七十公克　鹽少許　紫蘇葉四片　薑末少許　橙子醋醬油一大匙。

〈作法〉牛腿肉一大塊抹上鹽，放在網上用強火烤。然後使其冷卻，薄切成片，沾橙子醋醬油來吃(不可以烤過度)。

煮烤豆腐和烤蔥

〈材料〉烤豆腐¼塊　蔥½根　乾香菇二朵　高湯½杯　醬油⅔小匙　砂糖一小匙　鹽少許。

〈作法〉蔥切成大段，燒烤備用。接著把高湯，調味料煮開，再加入切成大塊的烤豆腐、香菇、蔥煮十分鐘即可。

星期日的早餐
255 大卡

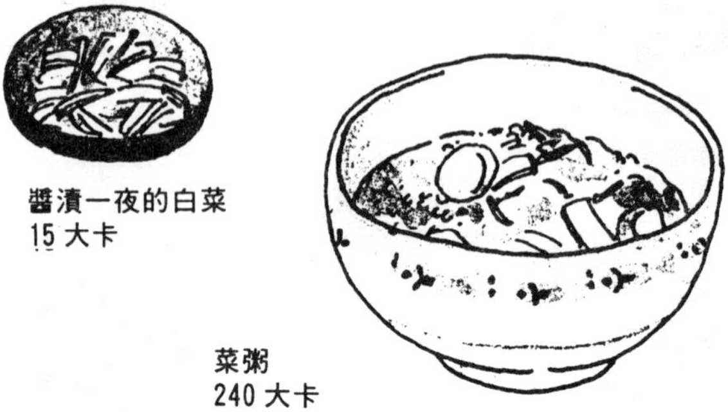

醬漬一夜的白菜
15 大卡

菜粥
240 大卡

想要減去大約 20 公斤的人一週的食譜[1200 大卡]

菜粥

〈材料〉飯八十公克　小芋頭一個　胡蘿蔔十公克　蘿蔔三十公克　芹菜少許　蛋一個　高湯1½杯　醬油½小匙　鹽¼小匙。

〈作法〉圓切的小芋頭切成大塊的胡蘿蔔和蘿蔔放入高湯中煮軟，接著再用鹽和醬油調味。然後再加入飯，淋上蛋液，再撒上切碎的芹菜即可。

醬漬一晚的白菜

〈材料〉白菜一片（八十公克）胡蘿蔔少許　小黃瓜⅕條　薑少許　鹽½小匙。

〈作法〉切絲的蔬菜用鹽醃漬，用輕石頭壓於其上一個晚上（可以依照自己的喜好加入柚子、辣椒等，會使風味更佳）。

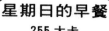

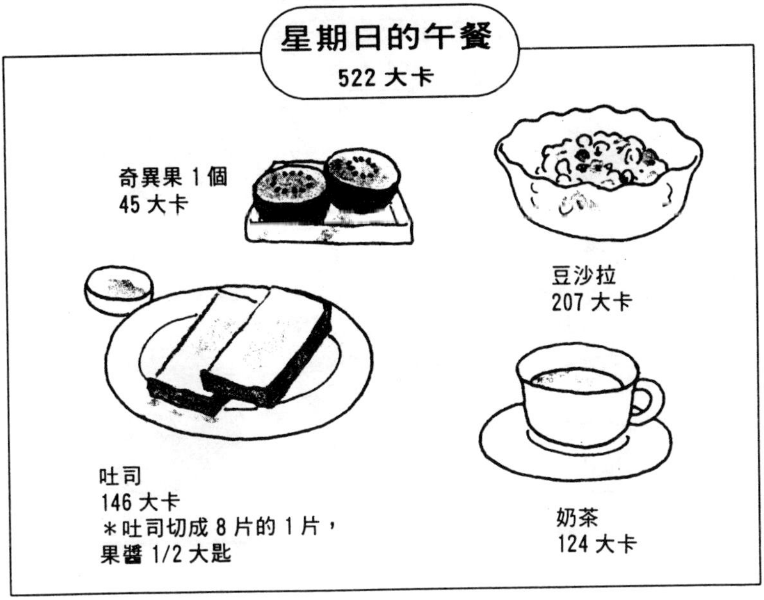

想要減去大約 20 公斤的人一週的食譜[1200 大卡]

豆沙拉

〈材料〉煮好的大豆六十公克　火腿一片　洋蔥少許　小黃瓜¼條　鹽、胡椒各少許　美乃滋二小匙　檸檬汁少許。

〈作法〉①洋蔥切碎以後，放在水中漂過再擠乾水分，備用。小黃瓜切成有如骰子一般大小。火腿切成方塊。

②大豆和洋蔥加入鹽、胡椒，並混入火腿，再拌上用檸檬汁調溶的美乃滋即可。

奶茶

〈作法〉加熱一杯牛奶，再混入濃濃的紅茶。

※要製作美味的紅茶，即在已經溫熱的茶壺中加入一小匙強的紅茶葉，再加入一五〇cc的熱水（一人份）。蓋上蓋子擱置二～四分鐘，再濾出茶來。如果要製作濃濃的紅茶，加入的熱水要減半。

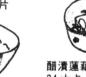

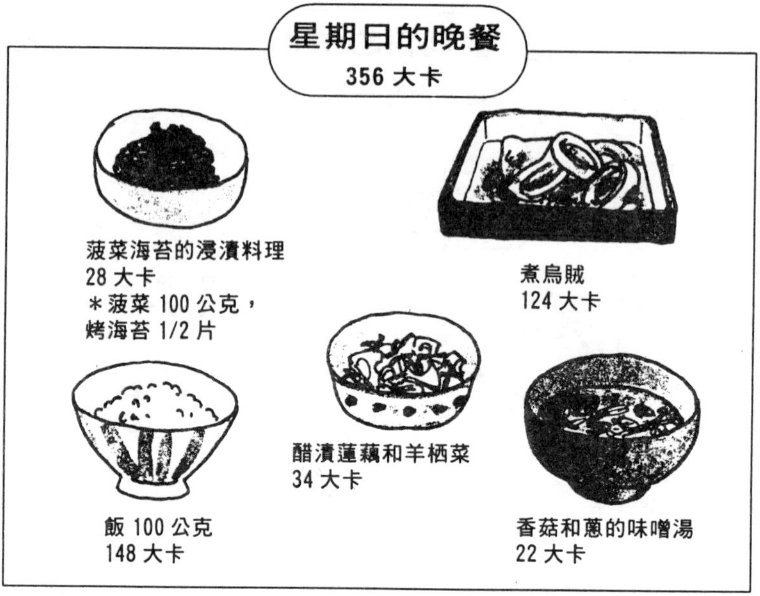

想要減去大約 20 公斤的人一週的食譜[1200 大卡]

煮烏賊

〈材料〉烏賊½隻　醬油一大匙　砂糖⅔大匙。

〈作法〉烏賊的身體圓切，二隻腳切成大塊，加入醬油、砂糖來煮。

醋漬蓮藕和羊栖菜

〈材料〉蓮藕三十公克　羊栖菜四公克　橙子醋醬油一大匙　砂糖¼小匙　薑少許。

〈作法〉蓮藕切成銀杏葉一般的形狀，然後用熱水燙過。羊栖菜泡水後，汆燙一下，再浸漬在橙子醋和醬油中，使其冷卻。再混入砂糖和切絲的薑，以及蓮藕（羊栖菜必須用充分的水泡上十～十五分鐘，不可汆燙過度為秘訣）。

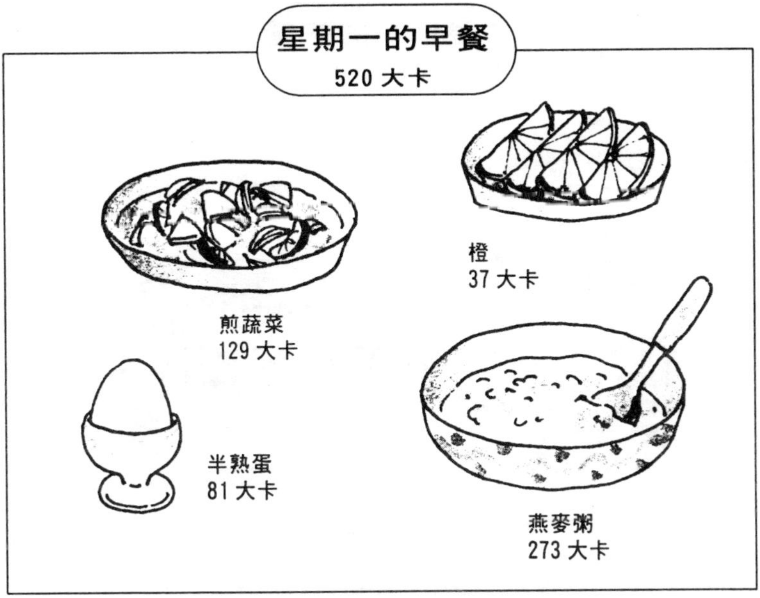

想要減去大約 5～10 公斤的人一週的食譜[1600 大卡]

油煎蔬菜

〈材料〉馬鈴薯½個　洋蔥⅛個　胡蘿蔔十五公克　生香菇二朵　油二小匙　鹽¼小匙　胡椒少許。

〈作法〉①馬鈴薯切成銀杏葉一般的形狀，用水漂過。再汆燙過，瀝乾水分備用。

②洋蔥切成梳子形狀，胡蘿蔔切成大塊，香菇去蒂以後，薄切成片。

③在油中依序放入胡蘿蔔、洋蔥、香菇、馬鈴薯煎炒，再用鹽和胡椒調味。

半熟蛋

〈作法〉蛋一個放入水中，煮至水沸騰以後，再煮三～四分鐘，呈半熟狀態為止。

※燕麥片四十公克加一入杯牛奶。

※柳橙中的一個。

星期一的午餐

553 大卡

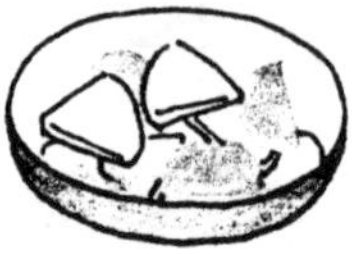

甜醋蘿蔔和胡蘿蔔
30 大卡
＊蘿蔔 70 公克、胡蘿蔔 10 公克、鹽 1/3 大匙、甜醋（砂糖 1 小匙、醋 2 小匙）

燴麵
523 大卡

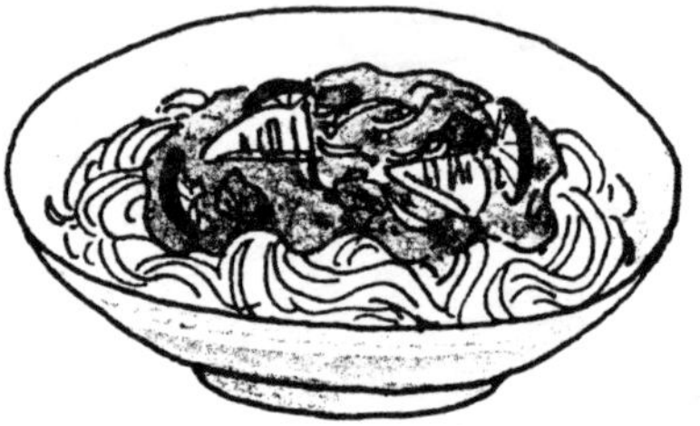

想要減去大約 5～10 公斤的人一週的食譜［1600 大卡］

燴麵

〈材料〉蒸煮麵條一袋（一五〇cc公克）豬里肌肉三十公克　高麗菜三十公克　豆芽三十公克　乾香菇一朵　胡蘿蔔十公克　煮過的竹筍十公克　油一大匙　高湯½杯　醋一小匙　砂糖½小匙　鹽¼小匙　醬油½小匙　芡粉一小匙。

〈作法〉①肉和蔬菜切絲，備用。

②放入½量的油，再依序放入豬肉、胡蘿蔔、香菇、竹筍、高麗菜、豆芽來炒，接著再放入湯汁和調味料，煮開以後再加入芡粉勾芡，煮成燴料。

③用剩下油炒蒸煮麵條，然後燴料淋在上面。

甜醋蘿蔔和胡蘿蔔

〈作法〉蘿蔔七十公克切成銀杏葉的形狀，胡蘿蔔十公克切成半月形，用鹽醃漬以後，再用甜醋調味。

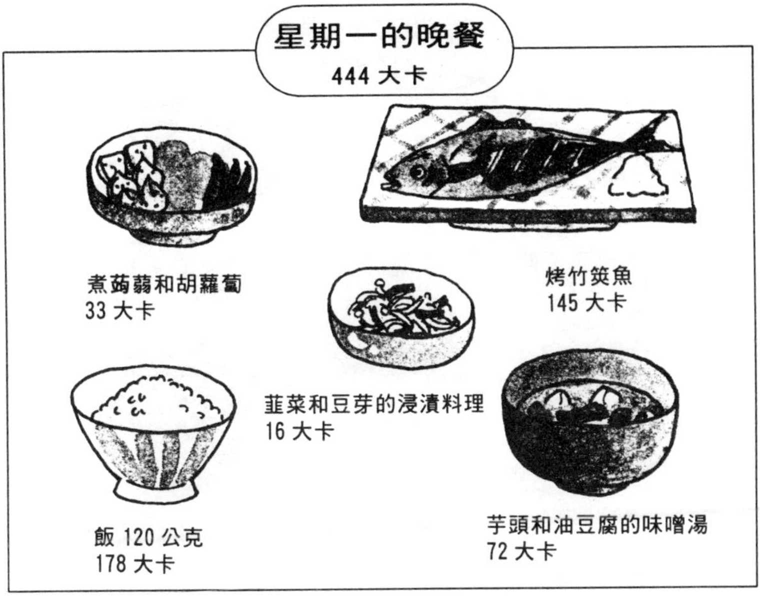

想要減去大約 5～10 公斤的人一週的食譜[1600 大卡]

煮蒟蒻和胡蘿蔔

〈材料〉蒟蒻$1/8$片　胡蘿蔔四十公克　豌豆莢三條　高湯$1/4$杯　醬油一小匙　砂糖一小匙。

〈作法〉①蒟蒻作成捲曲狀，放入熱水中煮過，胡蘿蔔圓切，豌豆莢氽燙以後，每一條都切成三分。

②高湯煮沸以後，放入蒟蒻和胡蘿蔔略煮一會兒。然後再加入醬油和砂糖，用小火煮軟，最後放入豌豆莢略煮即可。

浸汁韮菜和豆芽

〈作法〉韮菜$1/5$把（二十公克）、豆芽六十公克氽燙過，用高湯二小匙和醬油$2/3$小匙拌勻即可。

鹽烤竹筴魚

〈材料〉竹筴魚一條　鹽少許　蘿蔔一百公克

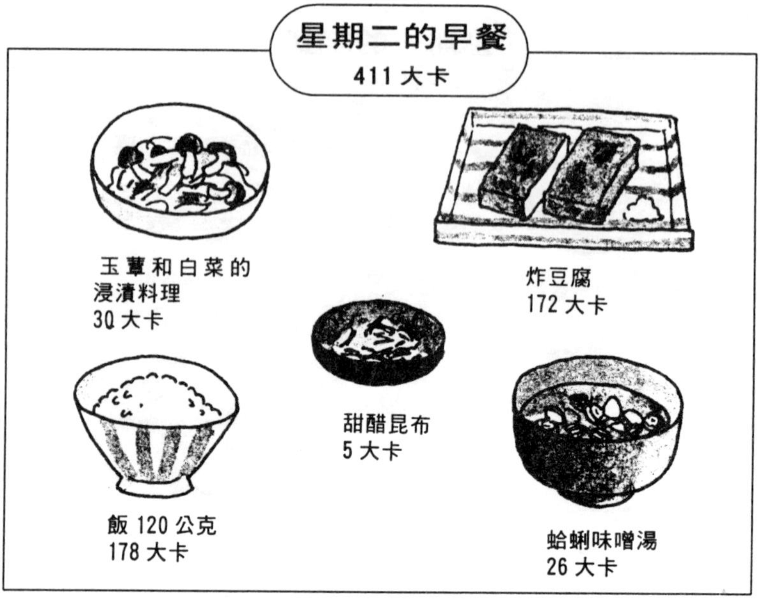

想要減去大約 5～10 公斤的人一週的食譜[1600 大卡]

浸汁玉蕈白菜

〈材料〉玉蕈¼包　白菜一片（八十公克）　小沙丁魚乾一公克　高湯¼杯　醬油一小匙　米酒½小匙　鹽少許。

〈作法〉玉蕈去蒂再剝開，白菜汆燙以後切成大塊。在鍋中加入調味料煮開以後，再加入小沙丁魚乾、玉蕈、白菜，煮五分鐘即可。

甜醋昆布

〈作法〉少許的昆布放入水中泡開。再準備切絲的胡蘿蔔，和昆布一起汆燙過。再用甜醋（砂糖¼小匙、醋一小匙、鹽少許）和少許圓切的辣椒一起拌漬即可。

蛤蜊味噌湯

〈材料〉蛤蜊約½杯（七十公克）　水¾杯　味噌½匙強。

※炸豆腐½片放在網上烤，添加蘿蔔泥來吃。

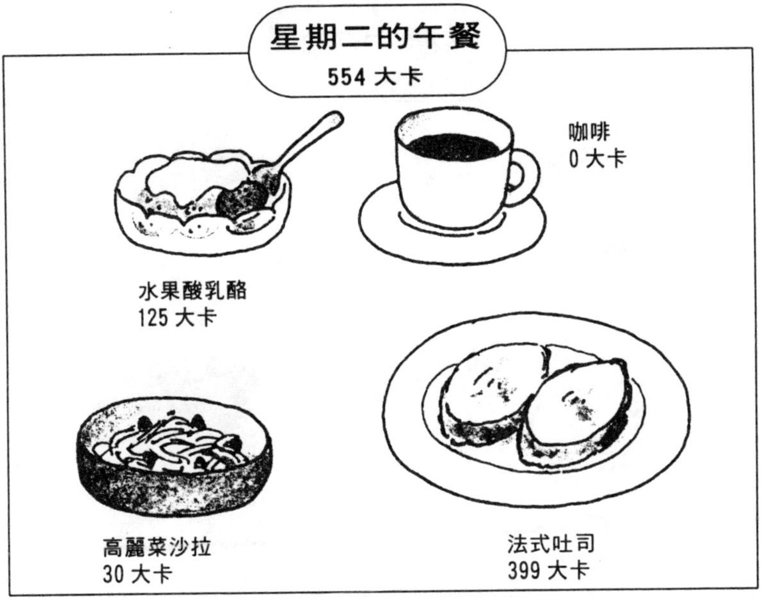
星期二的午餐
554 大卡
咖啡
0 大卡
水果酸乳酪
125 大卡
高麗菜沙拉
30 大卡
法式吐司
399 大卡

想要減去大約 5～10 公斤的人一週的食譜[1600 大卡]

法式吐司

〈材料〉法國麵包¼條　蛋一個
牛奶½杯　砂糖一小匙　奶油一大匙。

〈作法〉①法國麵包切成厚片，然後浸泡在用蛋、牛奶、砂糖調製成的醬汁中一會兒。
　②在平底鍋中放入奶油，溶化以後用小火慢慢煎烤法國麵包。

高麗菜沙拉

〈作法〉高麗菜一片汆燙以後切絲，小黃瓜¼條切絲，再撒上鹽和少許胡椒。再混入用溫水泡開的葡萄乾。

水果酸乳酪

〈作法〉草莓三粒、奇異果½個，再淋上½杯的酸乳酪和½大匙的蜂蜜。

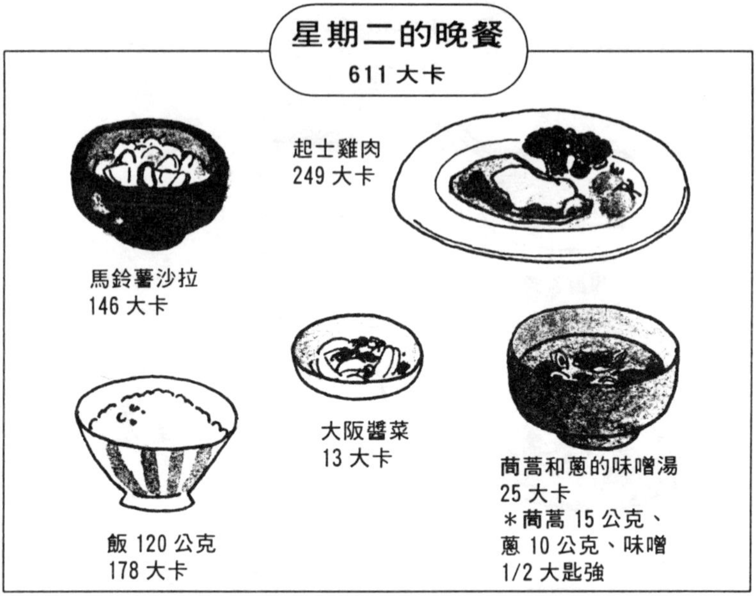

想要減去大約5～10公斤的人一週的食譜[1600大卡]

起士雞肉

〈材料〉無皮的雞胸肉八十公克　起士三十公克　鹽、胡椒各少許　油1/2小匙　青菜花三十公克　小番茄二個　檸檬適量。

〈作法〉雞肉撒上鹽和胡椒，放入油中煎。翻面時再把薄切的起士放在上面。然後蓋上鍋蓋蒸。最後把水煮的青菜花、小番茄，以及切成梳子形狀的檸檬添在一旁即可。

馬鈴薯沙拉

〈作法〉1/2個馬鈴薯切成有如銀杏葉一般的形狀，放入熱水中煮過。然後撒上鹽、胡椒備用。接著拌入煮熟的胡蘿蔔十公克、小黃瓜1/6條，以及少量泡過水的洋蔥，再拌上一大匙美乃滋即可。

大阪醬菜

〈材料〉蘿蔔六十公克　蘿蔔葉十公克　鹽少許。

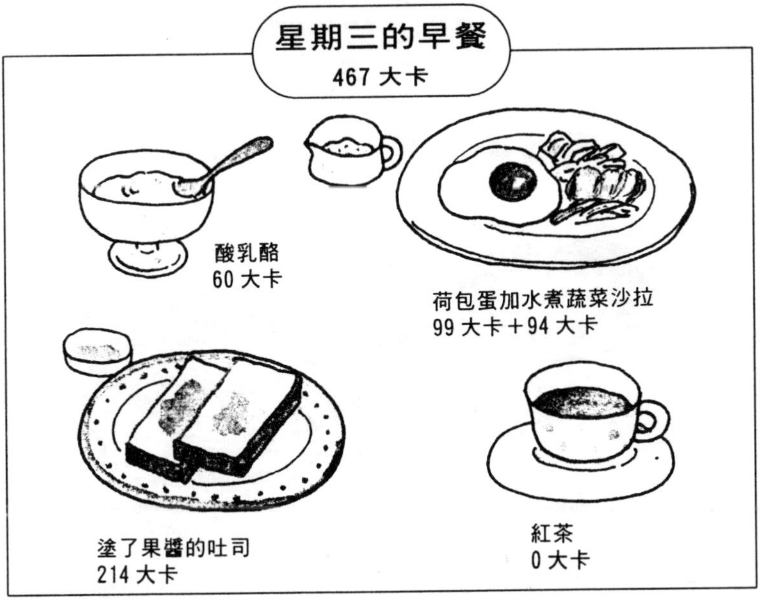

想要減去大約 5～10 公斤的人一週的食譜[1600 大卡]

荷包蛋和水煮蔬菜沙拉

〈材料〉蛋一個　鹽、胡椒各少許　油½小匙　高麗菜一片　胡蘿蔔十公克　芹菜十公克　美乃滋二小匙　檸檬汁一小匙　顆粒的芥末½小匙。

〈作法〉①在平底鍋中把油加熱，打入蛋，再撒上鹽和胡椒，做成荷包蛋。

②高麗菜切成大塊，胡蘿蔔圓切。芹菜薄切以後汆燙過，再撒上少許的鹽。接著再加上用美乃滋、檸檬汁，以及顆粒芥末調成的醬汁即可。

加果醬的吐司

〈作法〉麵包（切成六片）一片烤過以後，再抹上一大匙果醬。

※酸乳酪½杯。

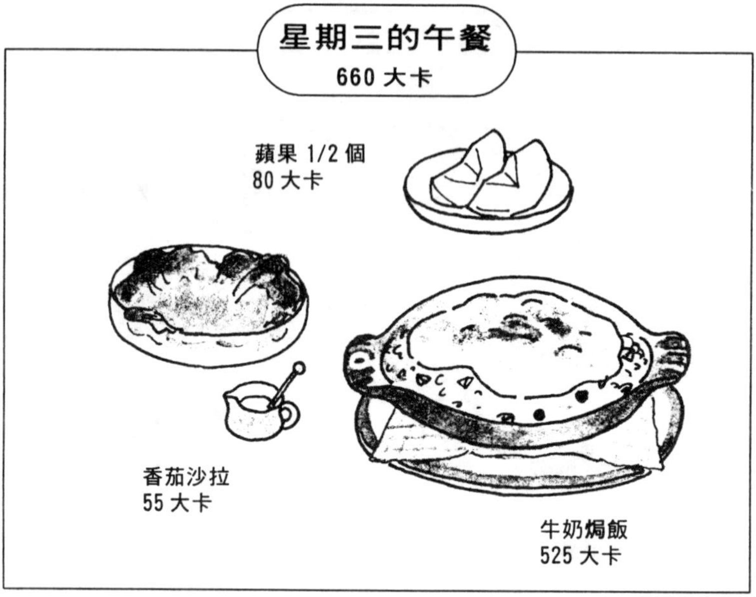
星期三的午餐
660 大卡
蘋果 1/2 個
80 大卡
香茄沙拉
55 大卡
牛奶焗飯
525 大卡

想要減去大約 5～10 公斤的人一週的食譜［1600 大卡］

奶油焗飯

〈材料〉飯一二〇公克　鮪魚$\frac{1}{4}$罐　洋蔥$\frac{1}{6}$個　豌豆二小匙　油一小匙　番茄醬一大匙　鹽、胡椒各少許　牛奶一杯　玉米粉二小匙　起士粉$\frac{1}{2}$大匙。

〈作法〉①油倒入鍋中，把切碎的洋蔥放下去炒。接著依序加入米飯、鮪魚、豌豆。炒過以後，用鹽、胡椒、番茄醬調味。

②在牛奶中加入玉米粉，以及鹽、胡椒各少許，一邊攪一邊煮沸，做成白色的奶油醬汁。

③在①中淋上白色奶油醬汁，撒上起士粉，放入烤箱中烤成焦黃色即可。

番茄沙拉

〈作法〉番茄$\frac{1}{2}$個和萵苣一片，淋上二小匙的法式沙拉醬汁。

星期三的晚餐

450 大卡

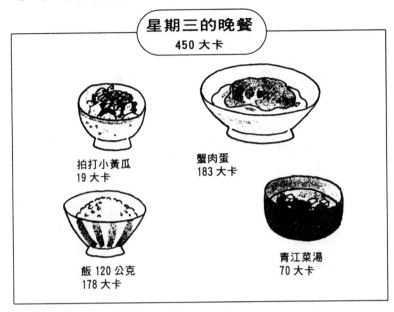

想要減去大約 5～10 公斤的人一週的食譜[1600 大卡]

蟹肉蛋

〈材料〉蛋一個　蟹肉十五公克　蔥⅛根　酒一小匙　油二小匙　高湯¼杯　砂糖、醬油、醋各½小匙　鹽少許　芡粉⅓小匙。

〈作法〉蛋加入少許的鹽和酒，再混入蟹肉和蔥，用油作成炒蛋。在高湯中加入調味料和芡粉，一邊攪拌一邊煮沸以後，倒在蛋上即可。

青江菜湯

〈作法〉青江菜一棵切成大塊，然後用½杯的高湯煮開，再加入已經切成方塊的¼塊豆腐，用鹽、胡椒調味即可。

拍打小黃瓜

〈作法〉用擀麵棒拍打一條小黃瓜，切成大塊以後，淋上二小匙醬油和鰹魚屑。

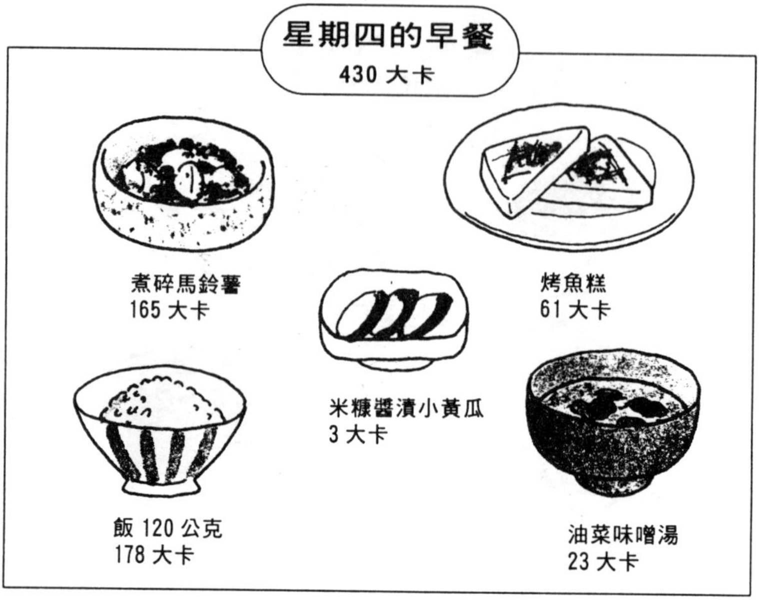
星期四的早餐
430 大卡
煮碎馬鈴薯
165 大卡
烤魚糕
61 大卡
米糠醬漬小黃瓜
3 大卡
飯 120 公克
178 大卡
油菜味噌湯
23 大卡

想要減去大約 5～10 公斤的人一週的食譜[1600 大卡]

煮碎馬鈴薯

〈材料〉馬鈴薯一個　雞絞肉二十五公克　高湯⅓杯　砂糖二小匙　醬油一小匙　鹽少許　豌豆一小匙。

〈作法〉馬鈴薯切碎備用，高湯煮沸以後，加入雞絞肉、調味料，以及切碎的馬鈴薯。用小火煮約十五分鐘，最後加入豌豆即可。

烤魚糕

〈作法〉烤魚糕一片，再添上薑末。

油菜味噌湯

〈作法〉油菜一棵切成小段，放入¾杯的高湯中快煮，最後加入½大匙強的味噌調味即可。

※小黃瓜¼條用米糠醬漬。

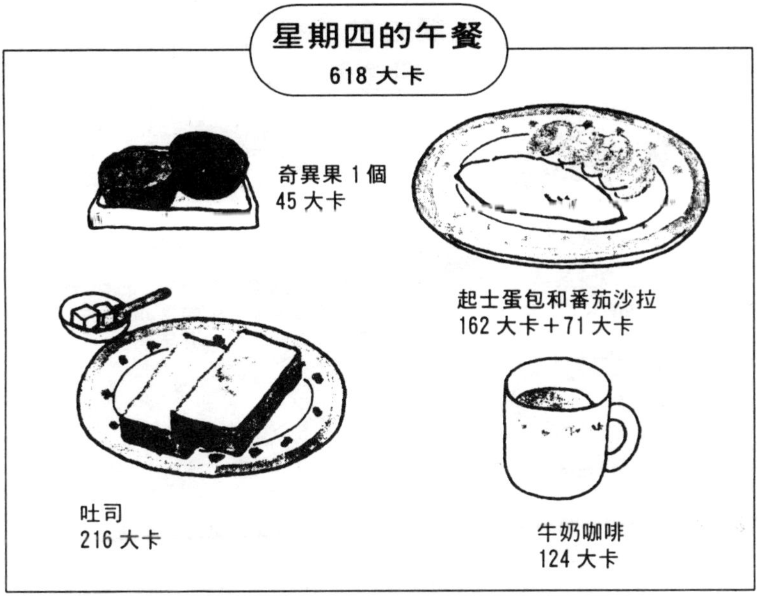

想要減去大約 5～10 公斤的人一週的食譜[1600 大卡]

起士蛋包

〈材料〉蛋一個　鹽、胡椒各少許　加工起士十五公克　奶油一小匙。

〈作法〉①起士切成有如骰子一般大小。

②打散蛋，加入鹽、胡椒調味，然後再放入起士，用奶油煎成蛋包。

番茄沙拉

〈作法〉番茄一個薄切成片。洋蔥1/8個切碎再用水漂過，然後瀝乾水分，撒在番茄上，最後淋上法式的沙拉醬汁二小匙即可。

※吐司（切成六片）一片塗上二小匙奶油。

※牛奶咖啡是一杯牛奶加入二小匙咖啡。

※奇異果一個切成二分。

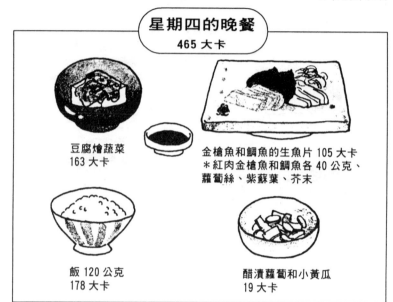

星期四的晚餐

465 大卡

豆腐燴蔬菜
163 大卡

金槍魚和鯛魚的生魚片 105 大卡
＊紅肉金槍魚和鯛魚各 40 公克、蘿蔔絲、紫蘇葉、芥末

飯 120 公克
178 大卡

醋漬蘿蔔和小黃瓜
19 大卡

想要減去大約 5～10 公斤的人一週的食譜[1600 大卡]

豆腐燴蔬菜

〈材料〉豆腐½塊　胡蘿蔔十公克　蔥五公克　金菇¼把　高湯¼杯　醬油½小匙　鹽少許　芡粉一小匙　油一小匙　昆布湯汁適量。

〈作法〉①用昆布湯汁遮蓋過豆腐，加入少許鹽泡著備用。

②把油倒入鍋中，炒切絲的蔬菜和菇類，然後再加入高湯、調味料快煮，用芡粉勾芡，淋在已經瀝乾水分的豆腐上。

醋漬蘿蔔和小黃瓜

〈作法〉蘿蔔六十公克切成長方塊，⅓條小黃瓜切成薄片，用鹽稍微醃漬以後，再用水沖掉，瀝乾水分備用。混入薑絲以後，再加入一小匙醋、⅓小匙砂糖、少許鹽拌成醋漬食物。

星期五的早餐
490 大卡

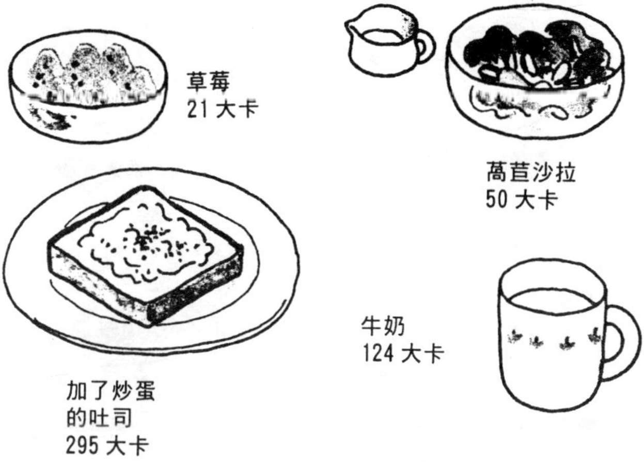

想要減去大約 5～10 公斤的人一週的食譜[1600 大卡]

加炒蛋的吐司

〈材料〉蛋一個　牛奶一大匙　鹽、胡椒各少許　奶油½大匙　吐司（切成六片）一片　荷蘭芹少許。

〈作法〉①在蛋中加入鹽、胡椒、牛奶，再用奶油炒成柔軟的炒蛋。

②吐司烤過以後，放上炒蛋，再撒上切碎的荷蘭芹即可。

※炒蛋的秘訣是不可以炒過度，可依自己的喜好來決定其柔軟度。

萵苣沙拉

〈作法〉萵苣二片撕成適當大小，放入薄切的½條小黃瓜以後，淋上二小匙的沙拉醬汁即可。

※牛奶一杯。

※草莓六十公克（大約⅕盒）。

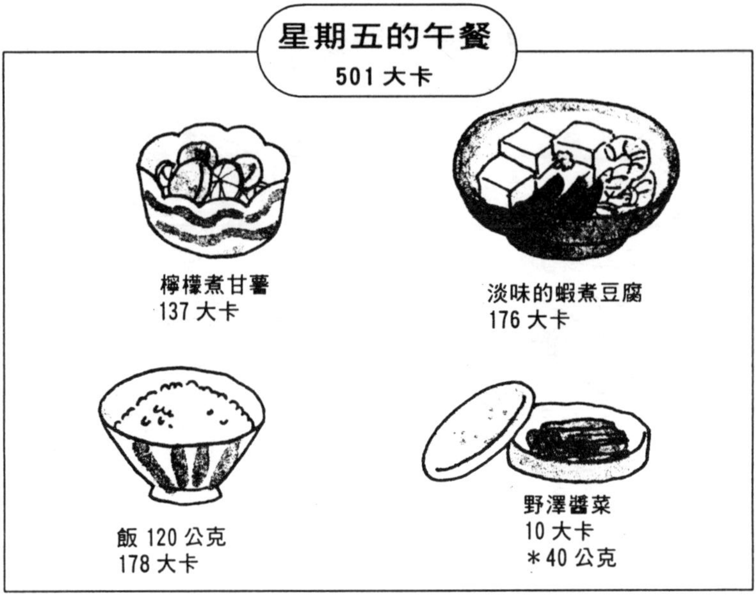

想要減去大約 5～10 公斤的人一週的食譜[1600 大卡]

淡味的蝦煮豆腐

〈材料〉豆腐½塊　小蝦四十公克　蔥¼根　豌豆莢三條　高湯½杯　醬油二小匙　砂糖二小匙　酒一小匙　薑末少許。

〈作法〉①豆腐切成四塊，蝦子去殼和背部的砂腸，蔥斜切備用。

②高湯中加入調味料煮開，然後再放入蝦和蔥，稍微煮過以後再放入豆腐。煮開以後，放入薑末即可。

檸檬煮甘薯

〈作法〉甘薯中的⅓根（八十公克）圓切，放入水中漂過，去除澀味。再放入鍋中，清水要蓋過甘薯，再加入一大匙砂糖、鹽少許，以及三片檸檬片，直到煮至收乾為止。

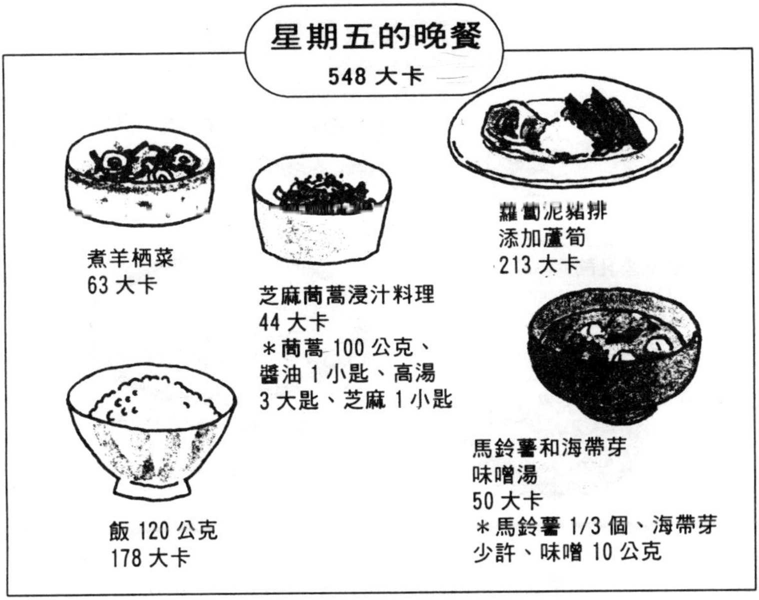
星期五的晚餐
548 大卡
煮羊栖菜
63 大卡
芝麻茼蒿浸汁料理
44 大卡
＊茼蒿 100 公克、
醬油 1 小匙、高湯
3 大匙、芝麻 1 小匙
蘿蔔泥豬排
添加蘆筍
213 大卡
飯 120 公克
178 大卡
馬鈴薯和海帶芽
味噌湯
50 大卡
＊馬鈴薯 1/3 個、海帶芽
少許、味噌 10 公克

想要減去大約5～10公斤的人一週的食譜[1600大卡]

蘿蔔泥豬排

〈材料〉豬腿肉一片（八十公克）　蘿蔔一百公克　蘆筍二根　油1½小匙　橙子醋醬油一大匙　鹽、胡椒各少許。

〈作法〉①豬肉用鹽、胡椒醃一會兒以後，再用一小匙油煎一煎。

②蘿蔔磨成蘿蔔泥以後，瀝乾水分。調入橙子醋醬油以後，淋在豬排上。蘆筍汆燙以後，用½小匙的油炒過，再用鹽，胡椒調味即可。

煮羊栖菜

〈材料〉羊栖菜八公克　胡蘿蔔十公克　竹輪魚糕½條　油一小匙　醬油、砂糖各½小匙　鹽少許。

〈作法〉羊栖菜用水泡開，胡蘿蔔切絲。竹輪魚糕切成小塊，用油炒過以後，加入調味料來煮。

星期六的早餐
394 大卡

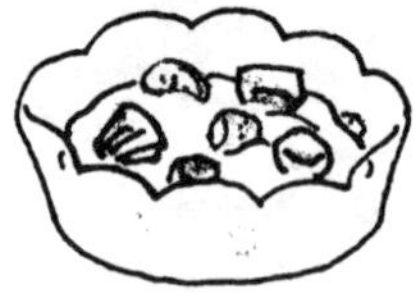

水果酸乳酪
126 大卡
＊水果罐頭 80 公克、酸乳酪 1/2 杯

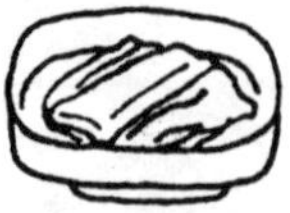

漬白菜
10 大卡
＊50 公克

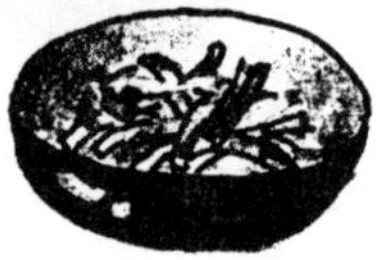

金平牛蒡
70 大卡

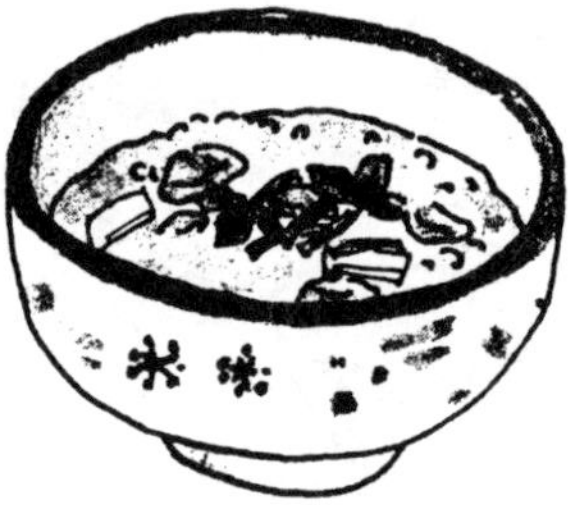

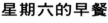

雞肉粥
188 大卡

想要減去大約 5～10 公斤的人一週的食譜[1600 大卡]

雞肉粥

〈材料〉帶皮的雞胸肉三十克　蘿蔔二十克　胡蘿蔔十克　鴨兒芹少許　飯八十克　高湯 $1\frac{1}{2}$ 杯　鹽 $\frac{1}{4}$ 小匙　醬油 $\frac{1}{2}$ 小匙。

〈作法〉①雞肉薄切成片，蘿蔔、胡蘿蔔切成長方形備用。

②高湯煮沸以後，放入蘿蔔、胡蘿蔔、雞肉煮十分鐘，再用鹽和醬油調味。接著加入飯快煮，再撒上切碎的鴨兒芹。

金平牛蒡

〈作法〉牛蒡四十公克、胡蘿蔔十公克切絲，再加入少許紅辣椒，用 $\frac{2}{3}$ 小匙的油來炒。然後再用一小匙醬油和 $\frac{2}{3}$ 小匙砂糖來調味。

※牛蒡切好以後，泡在水中十分鐘，去除澀味以後再使用。切時粗細要均勻為秘訣。

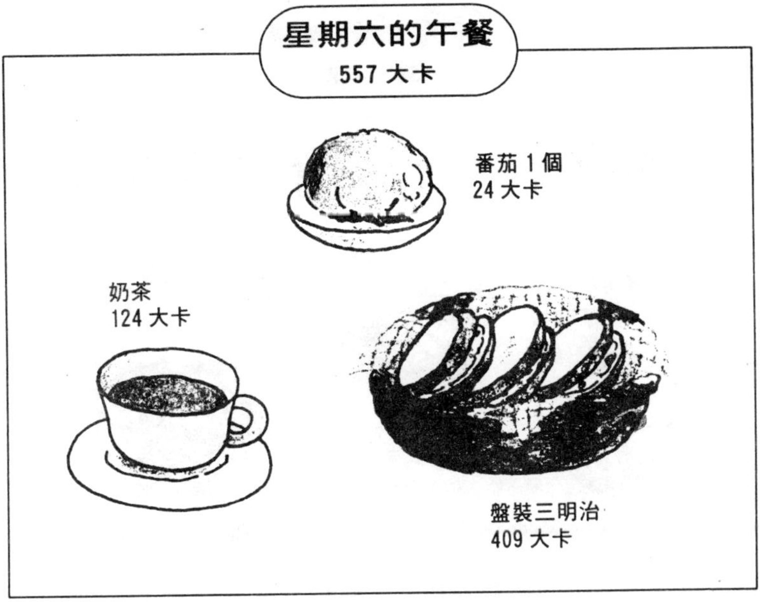

想要減去大約 5～10 公斤的人一週的食譜[1600 大卡]

盤裝三明治

〈材料〉法國麵包¼條　蛋一個　加工起士三十公克　火腿一片　美乃滋一大匙　萵苣少許。

〈作法〉法國麵包劃一切口，然後混合火腿、萵苣、切碎的水煮蛋，以及加工起士、美乃滋，夾在麵包中。

※剛烤好的法國麵包是最好的。如果已經擱置了一段時間，可以噴一下水，再用紙巾包起來；放入微波爐中加熱十秒鐘，就會變得很美味。

奶茶

〈作法〉牛奶一杯煮沸了再加入一小匙紅茶，再煮三十秒鐘左右，用濾茶網過濾，就能做出香味濃鬱的糖漿奶茶。

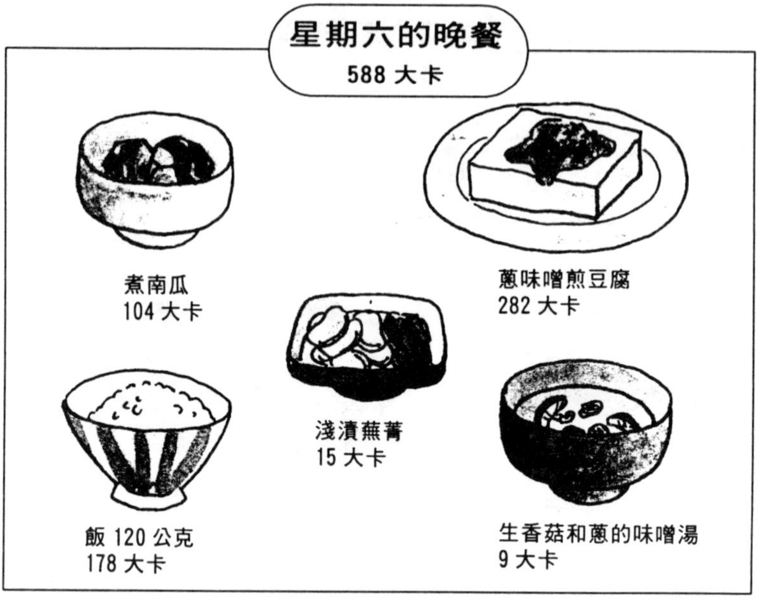

想要減去大約 5～10 公斤的人一週的食譜[1600 大卡]

蔥味噌的煎豆腐

〈材料〉豆腐一塊　味噌一大匙　砂糖$\frac{1}{2}$小匙　蔥三公分　鰹魚屑二公克　高湯一大匙。

〈作法〉①用鐵氟綸加工的平底鍋把豆腐焗成金黃色。

②加入味噌、砂糖、高湯煮沸。

③在豆腐上面撒上蔥花和鰹魚屑，然後再把②的醬汁淋在上面。

煮南瓜

〈作法〉南瓜一百公克加入一大匙的砂糖和少許鹽一起煮。

清湯

〈材料〉生香菇一朵　蔥五公分　麩少許　高湯$\frac{3}{4}$杯　淡味醬油$\frac{1}{2}$小匙　鹽少許。

※蕪菁一個薄切，葉子用熱水燙過，切成適當大小，然後再用$\frac{1}{2}$小匙的鹽稍微醃漬。

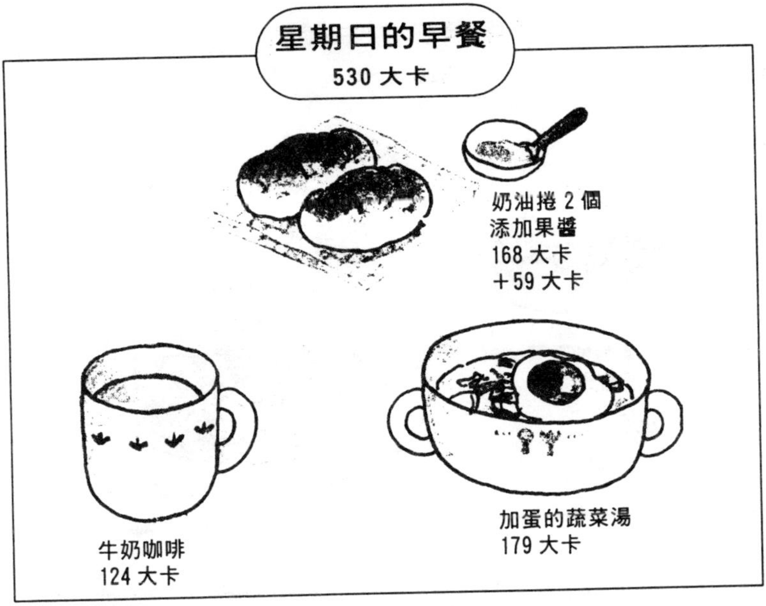

想要減去大約 5～10 公斤的人一週的食譜［1600 大卡］

加蛋的蔬菜湯

〈材料〉馬鈴薯½個（六十公克）　洋蔥⅛（二十五公克）　胡蘿蔔二十公克　高麗菜½片　湯塊½個　培根½片　鹽、胡椒各少許　水一杯　蛋一個。

〈作法〉①培根燙過以後，切碎。馬鈴薯切成銀杏葉的形狀，胡蘿蔔、洋蔥、高麗菜切絲。

②在分量的水中加入湯塊，煮沸以後放入蔬菜煮十五分鐘。用鹽、胡椒調味，再打入蛋煮至半熟。

奶油卷

〈材料〉奶油捲二個　果醬一大匙。

牛奶咖啡

〈材料〉牛奶一杯　咖啡二小匙。

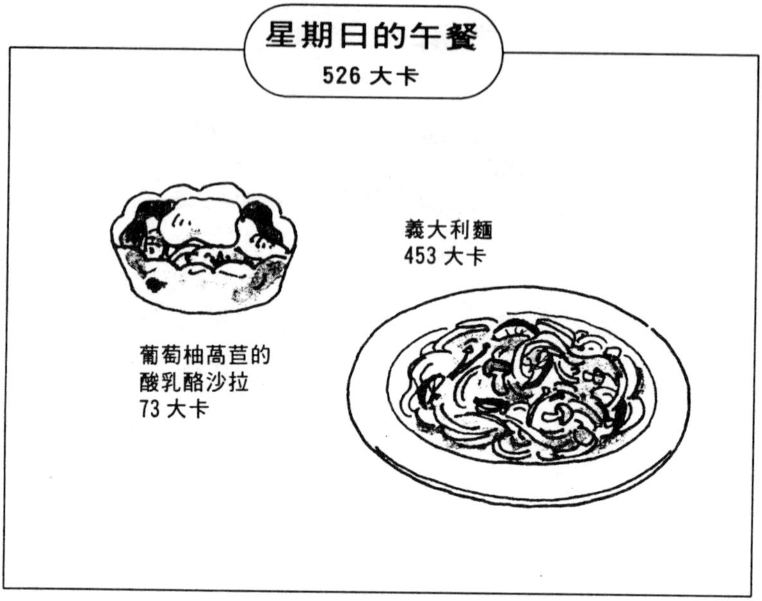

想要減去大約 5～10 公斤的人一週的食譜[1600 大卡]

菇醬義大利麵

〈材料〉　義大利麵八十公克　香菇三朵　玉蕈½包　金菇½把　紅辣椒½條　胡蘿蔔一條　大蒜少許　沙拉油一小匙弱　醬油一大匙　白葡萄酒二大匙。

〈作法〉①菇類去蒂，香菇薄切，剝開玉蕈和金菇。紅辣椒圓切，大蒜薄切。

②用沙拉油依序炒大蒜、紅辣椒、菇類，然後再放入醬油和葡萄酒煮開。

③義大利麵用開水煮，不要煮得太過度，然後再拌上②。

葡萄柚和萵苣的酸乳酪沙拉

〈材料〉　葡萄柚½個（取出果肉）用手撕開的二片萵苣。

※用¼杯的酸乳酪、½小匙的檸檬汁，以及鹽、胡椒各少許混合而成。

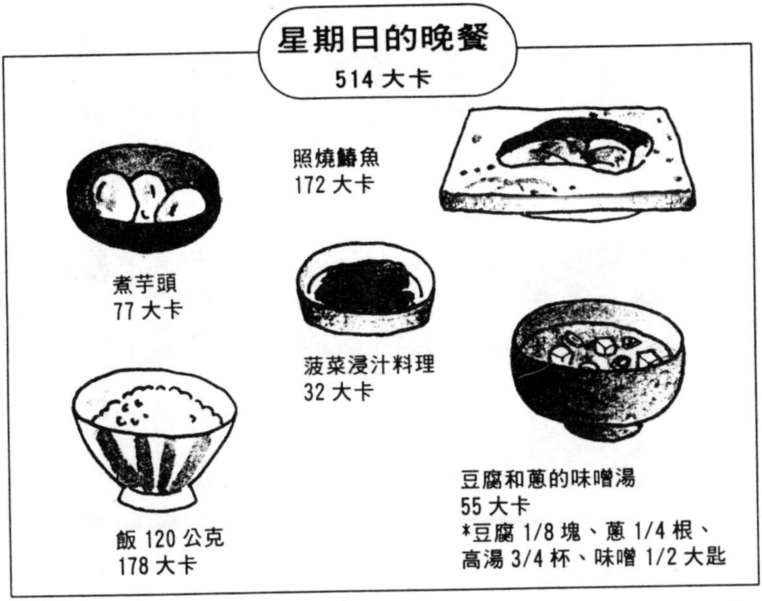

想要減去大約 5～10 公斤的人一週的食譜[1600 大卡]

照燒鰆魚

〈材料〉鰆魚小的一片（八十公克）　醬油一大匙　米酒½大匙。

〈作法〉　鰆魚淋上醬油和米酒，泡漬一小時，放入鍋中煎一煎。最後再沾上照燒醬汁燒烤。

煮小芋頭

〈材料〉小芋頭二～三個（八十公克）　砂糖、米酒、醬油各一小匙。

〈作法〉小芋頭去皮以後，用高湯蓋過小芋頭，再撒上砂糖、米酒、醬油一起煮。

浸汁菠菜

〈作法〉菠菜一百公克燙過以後，切成四公分，再拌入一小匙醬油和三大匙高湯，最後淋上鰹魚屑即可。

活用微波爐的低熱量料理

微波爐料理最適合作一人份的食物，既省時又可以保持食物原有的維他命和風味，非常適合節食者。

●不需要使用油的炒煮食物

炒蛋和韮菜——一三〇大卡

〈材料〉蛋一個　韮菜½把　蔥少許　油一小匙　鹽少許　醬油少許　中華風味的調味料少許。

〈作法〉①蛋混入鹽，打散以後，放入微波爐，不需要加蓋，加熱一分鐘。途中要常攪拌，作成炒蛋。

②韮菜切成三公分，然後再混入薄切的蔥和油，盛盤。再加上少量的醬油和中華風味的調味料，蓋上保鮮膜，用微波爐加熱一分鐘，再混入蛋。

大蒜炒南瓜——七三大卡

〈材料〉南瓜七十公克　大蒜一瓣　油½小匙　鹽少許　胡椒少許。

〈作法〉①南瓜薄切以後，包上保鮮膜，用微波爐加熱一分半鐘。

②大蒜薄切後淋上油，用微波爐加熱二十秒鐘。加入南瓜，再撒上鹽和胡椒。然後覆蓋保鮮膜，用微波爐加熱一分鐘左右。如果拿出來時還沒變軟，可以再用微波爐加熱。

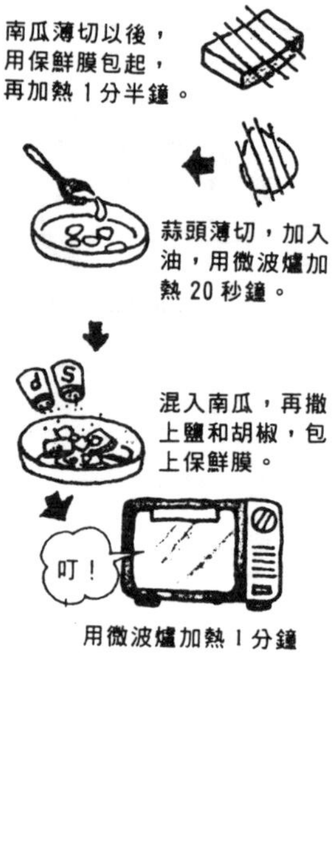
南瓜薄切以後，
用保鮮膜包起，
再加熱１分半鐘。
蒜頭薄切，加入油，用微波爐加熱 20 秒鐘。
混入南瓜，再撒上鹽和胡椒，包上保鮮膜。
叮！
用微波爐加熱１分鐘

●保持自然風味的蒸煮料理

涼拌茄子和玉蕈——二八大卡

〈材料〉茄子一條　玉蕈⅓包　醬油⅔小匙　醋½小匙　砂糖少許　芝麻油¼小匙。

〈作法〉茄子用保鮮膜包起來。玉蕈剝開，再用保鮮膜包好。然後一起放入微波爐，加熱一分二十秒鐘。待茄子涼了以後再撕開，然後淋上調味料即可。

雜拌鱈魚——一二五大卡

〈材料〉鱈魚½片　豆腐⅓塊　生香菇一朵　茼蒿二棵　橙子醋醬油一大匙　蘿蔔泥和胡蘿蔔泥少許。

〈作法〉在容器中放入切成二半的豆腐、香菇和茼蒿葉，蓋上保鮮膜，用微波爐加熱三分鐘。然後再調入橙子醋醬油，蘿蔔泥和胡蘿蔔泥。

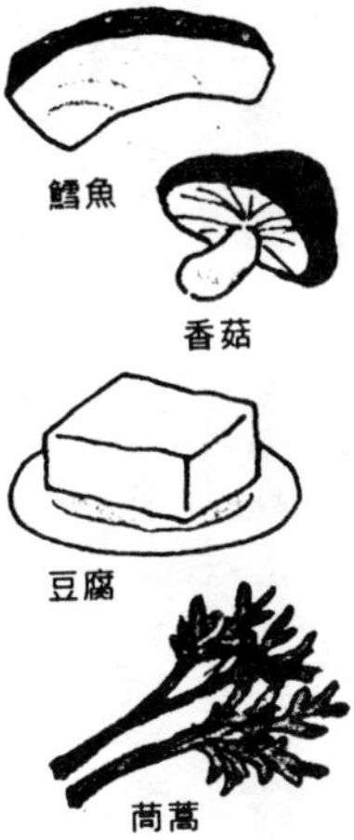
鱈魚
香菇
豆腐
茼蒿

●不需要使用鍋子的燉煮料理

油菜煮蛤蜊——四八大卡

〈材料〉油菜一百公克　蛤蜊肉三十公克　醬油⅔小匙　酒二小匙。

〈作法〉①油菜用保鮮膜包起，用微波爐加熱一分半鐘，然後切成三公分。

②蛤蜊肉加入酒和醬油，用微波爐加熱三十秒鐘。接著再加入油菜，用微波爐加熱一分鐘。

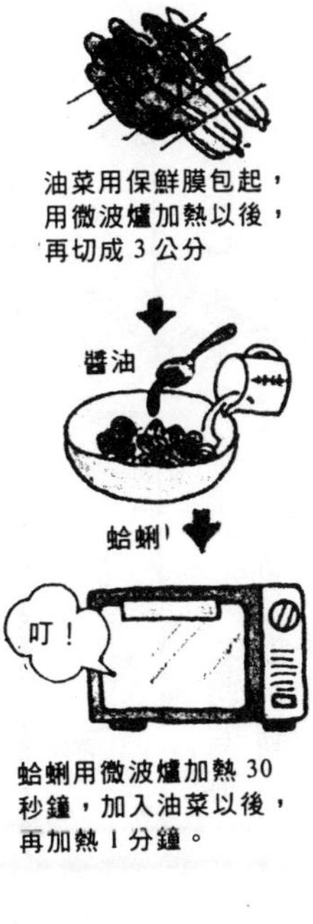
油菜用保鮮膜包起，用微波爐加熱以後，再切成3公分
醬油
蛤蜊
叮！
蛤蜊用微波爐加熱30秒鐘，加入油菜以後，再加熱1分鐘。

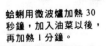

可以常做的低熱量料理

沒有預定的菜單時，可以予以利用。這種含有豐富蛋白質的料理，在肚子餓或覺得量不足時，都是值得增加的一道料理。

●可以成為主食的料理

檸檬蒸煮鯡魚————七六大卡

〈材料〉鯡魚二條　鹽少許　檸檬⅓個　金菇½把　蔥少許　醬油½小匙。

〈作法〉①鯡魚去除鱗、鰓、內臟，洗淨以後抹上鹽。檸檬薄切二片，金菇撕開下部以後備用。

②檸檬片鋪在鯡魚上，添加金菇以後，用保鮮膜包起。用微波爐加熱四～五分鐘，再撒上切成小塊的胡蔥，淋上剩下的檸檬汁和醬油即可。

涮煮料理————一五二大卡

〈材料〉牛腿肉八十公克（涮煮用）蔥¼根　白菜½片　粉絲¼把　茼蒿二棵　橙子醋醬油一大匙　蘿蔔泥少許　七味辣椒粉少許　昆布湯汁。

〈作法〉①蔥斜切成薄片，白菜氽燙以後切成大塊，粉絲用熱水燙過，切成適當大小。茼蒿摘除葉片後使用。

②昆布高湯煮沸，然後放入材料快煮，再沾橙子醋醬油、蘿蔔泥和七味辣椒粉調成的醬汁來吃。

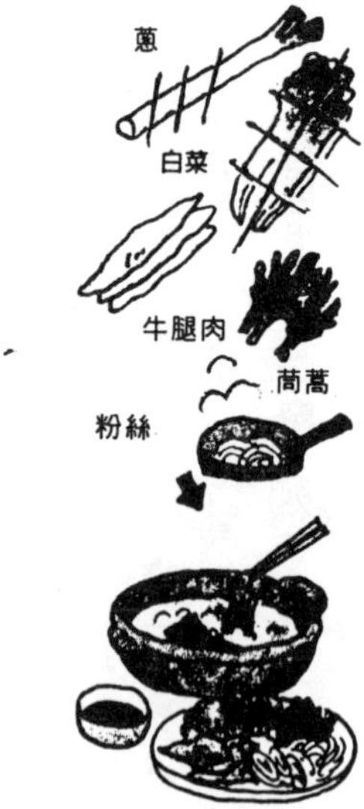

煮鱈魚——一二四大卡

〈材料〉鱈魚小的一片　文蛤三個　洋蔥¼個　番茄½個　白葡萄酒二大匙　湯塊¼個　大蒜½塊　蕃紅花少許。

〈作法〉①鱈魚切成大塊，用熱水燙過以後再用水洗淨。洋蔥薄切，番茄切成大塊，壓碎大蒜。

②在一杯水中加入湯塊和大蒜，然後煮開。再放入鱈魚、文蛤、洋蔥、番茄、白葡萄酒、蕃紅花一起煮。待文蛤開口以後，再用鹽、胡椒調味即可。

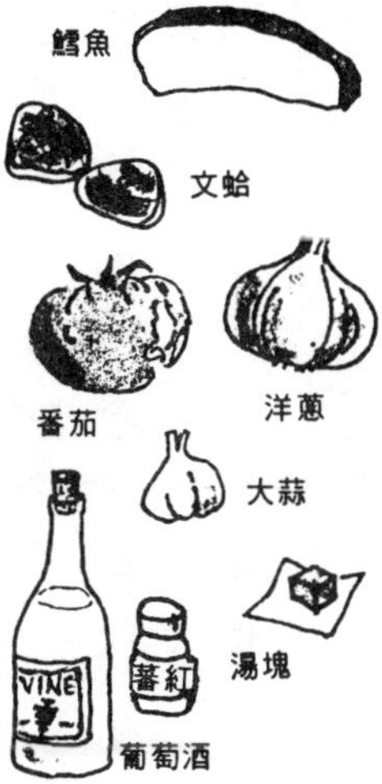

南蠻風味的若鷺料理——一二二大卡

〈材料〉若鷺五～六條（八十公克）　洋蔥⅙個　紅辣椒少許　醋二大匙　醬油½小匙　砂糖二小匙。

〈作法〉①洋蔥薄切，辣椒圓切，然後加入醋、醬油、砂糖、二大匙水混合在一起煮開，再使其冷卻。

②若鷺抹上少許的鹽，整條放在鐵網上烤，然後浸漬在①的醬汁中。

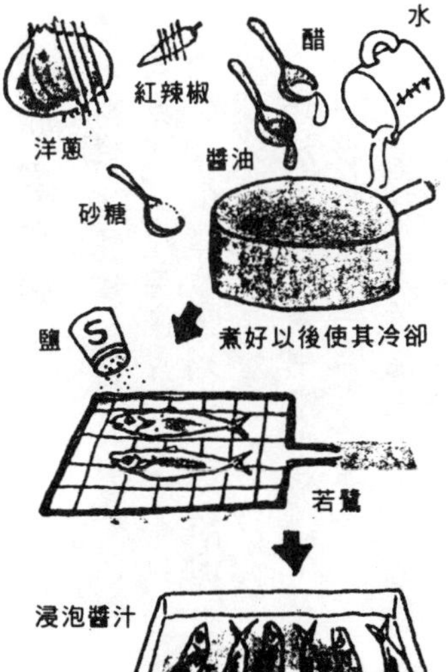

辛辣醬油的水煮豬肉——一三四大卡

〈材料〉豬腿薄切的肉七十公克　番茄$\frac{1}{3}$個　鹽漬海帶芽十公克　小黃瓜$\frac{1}{2}$條　辛辣醬油（豆瓣醬$\frac{1}{3}$小匙　醬油一小匙　醋$\frac{1}{2}$小匙　砂糖少許）。

〈作法〉①豬肉用熱水燙過，瀝乾水分，使其冷卻。

②番茄、小黃瓜薄切，泡過水的海帶芽也切好，一起放置在切好的豬肉上，淋上辣味醬油即可。

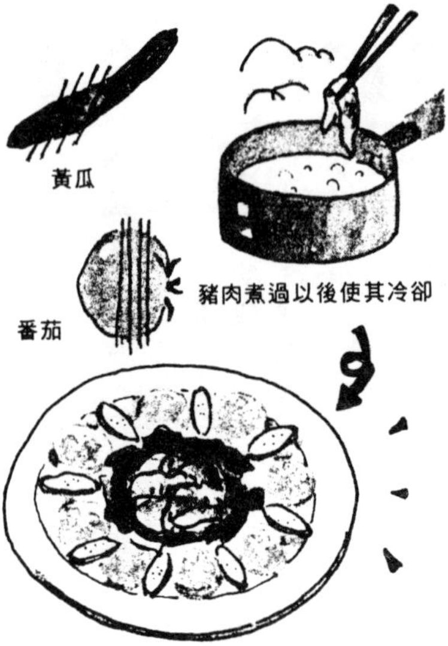
黃瓜
豬肉煮過以後使其冷卻
番茄

牛奶煮牡蠣——一七七大卡

〈材料〉牡蠣一百公克　洋蔥六十克　蘑菇三個　荷蘭芹少許　牛奶一杯　玉米粉二小匙　鹽$\frac{1}{3}$小匙　胡椒少許　月桂葉$\frac{1}{2}$片。

〈作法〉①牡蠣用鹽水洗過，洋蔥切成樹的形狀，蘑菇切成二半。

②在鐵氟綸加工的平底鍋放入洋蔥、蘑菇、牡蠣炒一炒，然後再加入牛奶和月桂葉煮開，用鹽和胡椒調味。最後用加入一大匙水調溶的玉米粉勾芡，再撒上切碎的荷蘭芹即可。

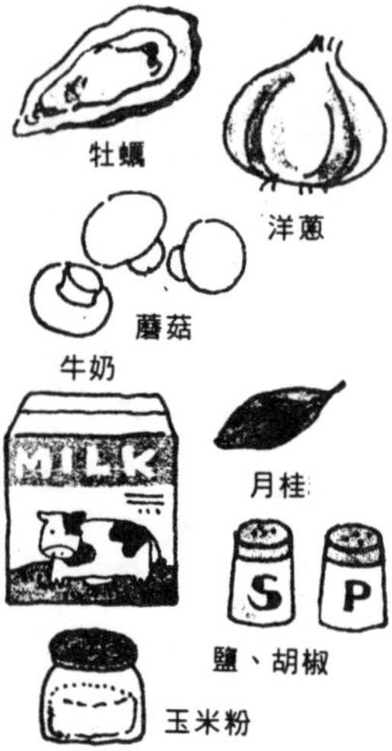
牡蠣
洋蔥
蘑菇
牛奶
MILK
月桂
S
P
鹽、胡椒
玉米粉

芥末里肌肉——一四〇大卡

〈材料〉豬里肌肉八十公克　鹽、胡椒各少許　顆粒的芥末二小匙　小番茄三個　金菇½把　醬油少許　荷蘭芹少許。

〈作法〉①豬里肌肉切成三塊，撒上鹽、胡椒。用鐵氟綸加工的平底鍋煎，再撒上顆粒的芥末。

②金菇淋上醬油，稍微炒過，添加在里肌肉旁。最後再配上小番茄和荷蘭芹即可。

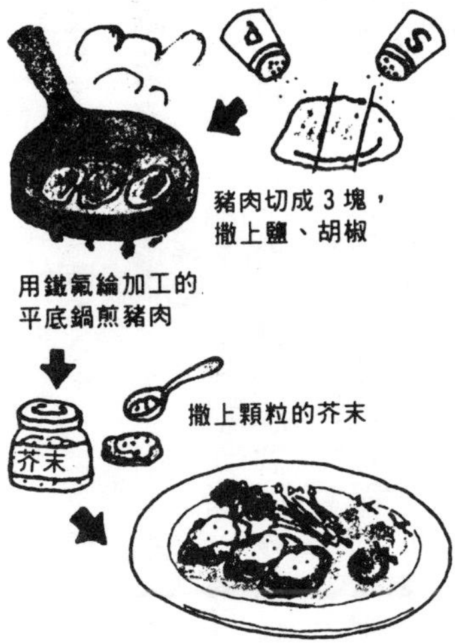
豬肉切成 3 塊，
撒上鹽、胡椒
用鐵氟綸加工的
平底鍋煎豬肉
撒上顆粒的芥末
芥末

關東煮——一二六大卡

〈材料〉烤竹輪魚糕¼條　薩摩油炸物½片　油炸豆包一個　蘿蔔三公分（一二〇公克）　昆布五公分　蒟蒻¼片　高湯1½杯　醬油二小匙　米酒一小匙。

〈作法〉①薩摩油炸物用熱水燙過，蘿蔔用菜刀劃上十字切口，放入熱水中煮十分鐘，蒟蒻也要汆燙過。

②在高湯中放入昆布煮開，然後再加入蒟蒻、蘿蔔，煮至軟為止。接著添加醬油、米酒等調味料。稍微煮過即可。

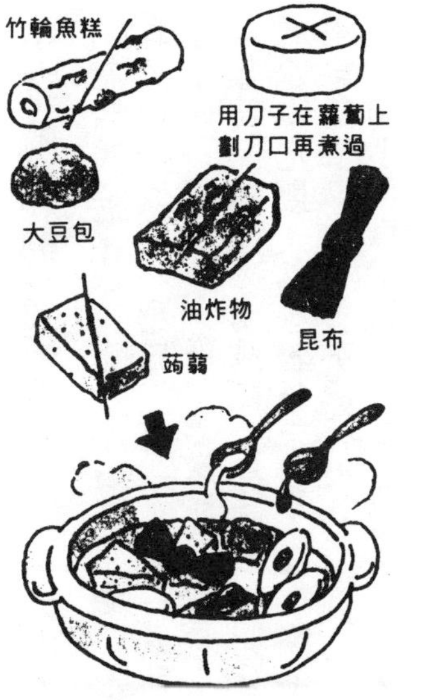

●希望再增加一道菜時六十大卡以下的料理

辛辣蒟蒻——十三大卡

〈材料〉蒟蒻$\frac{1}{3}$片　紅辣椒$\frac{1}{4}$條　高湯$\frac{1}{3}$杯　醬油$\frac{1}{2}$大匙　酒一小匙　砂糖$\frac{1}{4}$小匙。

〈作法〉①用刀子在蒟蒻的兩面劃上細十字切口，然後切成一口大小，汆燙一下。紅辣椒圓切。

②高湯和調味料煮開，再放入辣椒和蒟蒻，煮至收乾為止。

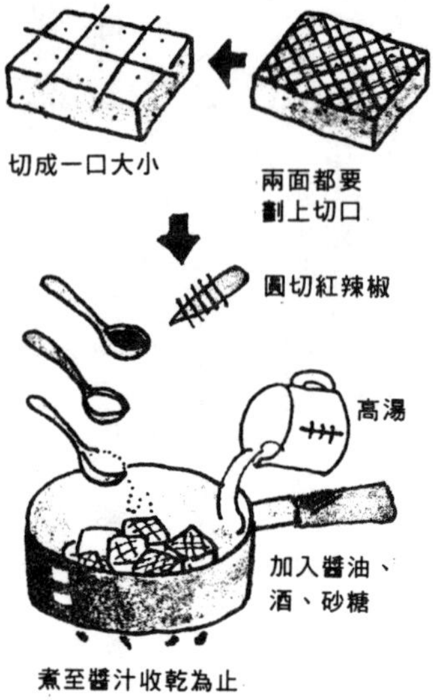

中華風味的洋菜沙拉——十九大卡

〈材料〉洋菜五公克　小黃瓜$\frac{1}{3}$條　木耳五片　醬油一小匙　醋一小匙　砂糖$\frac{1}{4}$小匙　芥末醬少許　芝麻油$\frac{1}{4}$小匙。

〈作法〉①洋菜切成四公分，放入充分的水中泡開。然後瀝乾水分，撒上鹽。稍微醃漬以後，用水清洗，去除鹽分。

②小黃瓜切絲，木耳泡開以後切絲備用。

③充分混合調味料作成醬汁，最後和洋菜、小黃瓜、木耳一起拌勻即可。

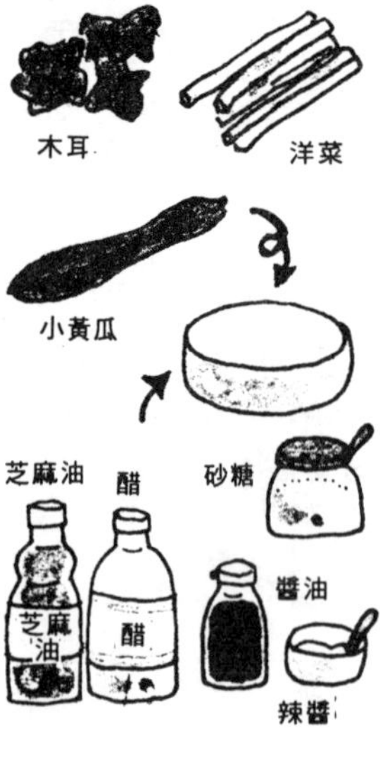

中華風味的蒸茄子沙拉—五十大卡

〈材料〉茄子二個　醬油一小匙　醋一小匙　砂糖¼小匙　豆瓣醬少許　切碎的蔥、薑少許　芝麻油½小匙。

〈作法〉①切除茄蒂以後，用保鮮膜一條一條地包起來，放入微波爐三～四分鐘。加熱至使其變軟，再用手撕開，使其冷卻。

②醬油和其他的調味料調拌均勻以後，淋在茄子上即可食用。

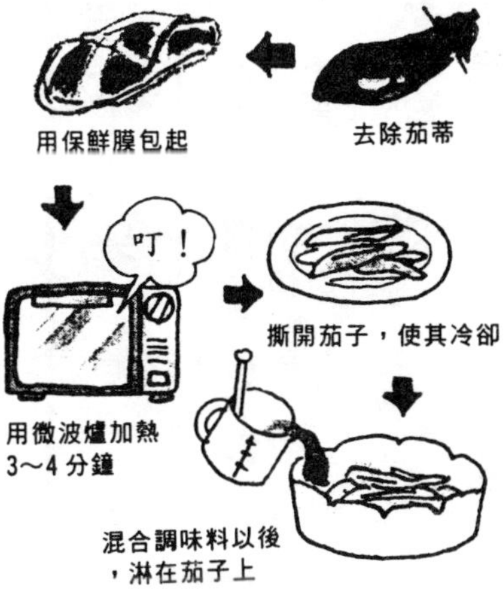
去除茄蒂
用保鮮膜包起
叮！
用微波爐加熱
3～4分鐘
撕開茄子，使其冷卻
混合調味料以後
，淋在茄子上

和式的干貝蘿蔔沙拉——五二大卡

〈材料〉干貝（罐頭）二個（二十公克）　蘿蔔七十公克　蘿蔔嬰少許　橙子醋醬油一大匙。

〈作法〉在切絲的蘿蔔、蘿蔔嬰，以及剝成絲的干貝上，調上橙子醋醬油即可。

海帶芽湯————十四大卡

〈材料〉鹽漬的海帶芽八公克　蔥⅕條　炒過的芝麻少許　湯塊¼個　水¾杯　鹽、醬油各少許。

〈作法〉鹽漬的海帶芽用水泡開。蔥斜切成片。湯塊和水煮開以後，再放入海帶芽和蔥，用鹽和醬油調味。煮沸以後，撒上芝麻即可。

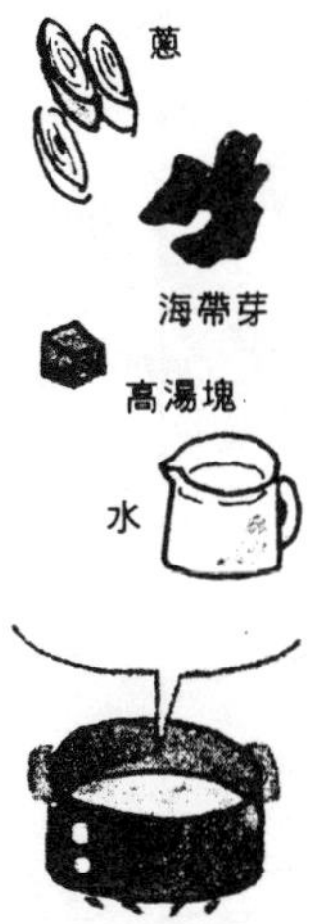
蔥
海帶芽
高湯塊
水

精選下酒菜

飲酒過量是節食者的大敵。喝酒要少量飲用，並且酒精量要一致，用水來稀釋，淺嚐即可。

●低熱量的蒸煮食物

酒蒸蛤蜊——四十一大卡

〈材料〉帶殼的蛤蜊一二〇公克　酒一大匙　胡蔥少許。

〈作法〉蛤蜊泡水去砂，然後瀝乾水分，再放入鍋中淋上酒，蓋上蓋子。一直燜到殼打開，接著撒上切成小段的胡蔥（如果用微波爐，加熱三～四分鐘）。

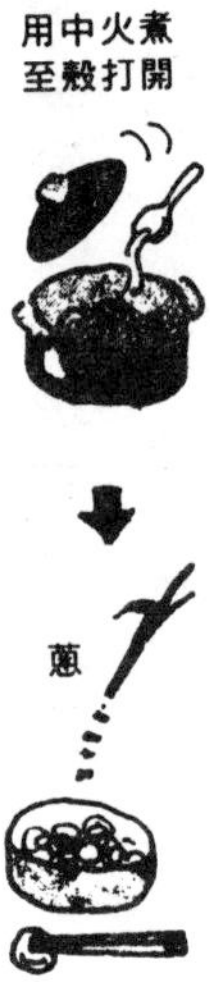

煮蒟蒻——三十九大卡

〈材料〉蒟蒻$1/3$片　醬油、米酒各二小匙　砂糖$1/2$小匙　鰹魚屑二公克　高湯$1/2$杯。

〈作法〉①把蒟蒻作成扭曲蒟蒻，用熱水燙過。

②鰹魚屑放入鍋中，用小火炒過，然後壓碎呈粉狀。

③一起放入高湯、調味料、蒟蒻，煮至收乾為止。再撒上粉狀的鰹魚屑。

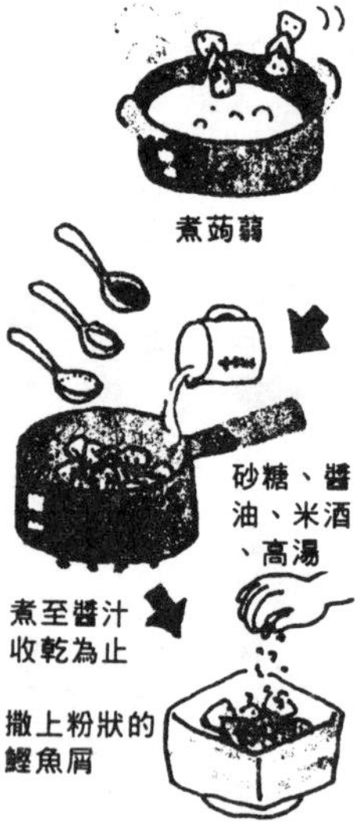
煮蒟蒻
砂糖、醬油、米酒、高湯
煮至醬汁收乾為止
撒上粉狀的鰹魚屑

●有時候會想吃的生魚片

金槍魚料理——九十一大卡

〈材料〉金槍魚背部的肉六十公克　蘿蔔四十公克　大蒜、薑各少許　紫蘇穗二根　醬油一小匙。

〈作法〉①金槍魚撒上少許的鹽，再用鐵氟綸加工的平底鍋稍微煎一煎表面，然後放入冰水中使其冷卻。接著瀝乾水分，切成生魚片的大小。

②蘿蔔切成絲，再放入水中漂一漂，作成生魚片的配菜。

③蘿蔔絲和紫蘇穗置於金槍魚旁，沾取薑末、大蒜末和醬油調成的醬汁來吃。

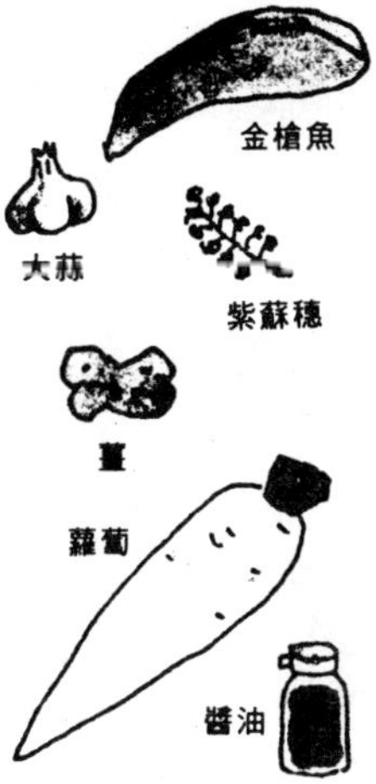

蒟蒻生魚片——四十八大卡

〈材料〉蒟蒻生魚片$\frac{1}{3}$片　醋一小匙　味噌、砂糖各二小匙　紫蘇葉二片　芥末醬少許。

〈作法〉蒟蒻生魚片薄切，紫蘇葉置於蒟蒻旁，沾取醋、砂糖、味噌、芥末醬調成的醋味噌來吃。

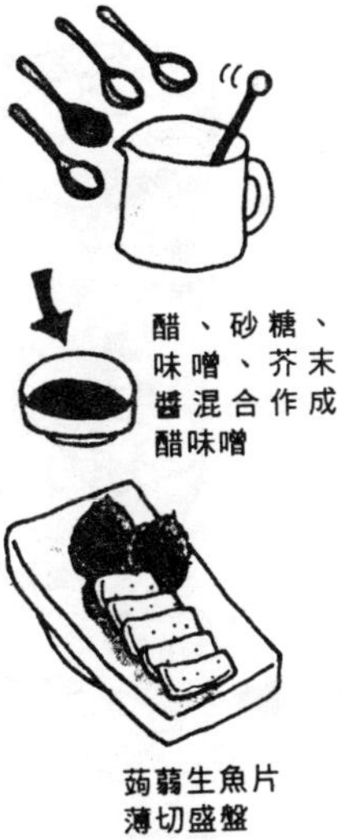
醋、砂糖、味噌、芥末醬混合作成醋味噌
蒟蒻生魚片薄切盛盤

●最佳配酒菜

辛辣的涼拌粉絲香菇——三大卡

〈材料〉粉絲$\frac{1}{4}$把　生香菇二朵　芥末醬少許　醬油一小匙　高湯一大匙。

〈作法〉粉絲切成適當大小，香菇放在

網上烤以後，薄切。用芥末、醬油、高湯混合成醬汁，與材料一起調拌。

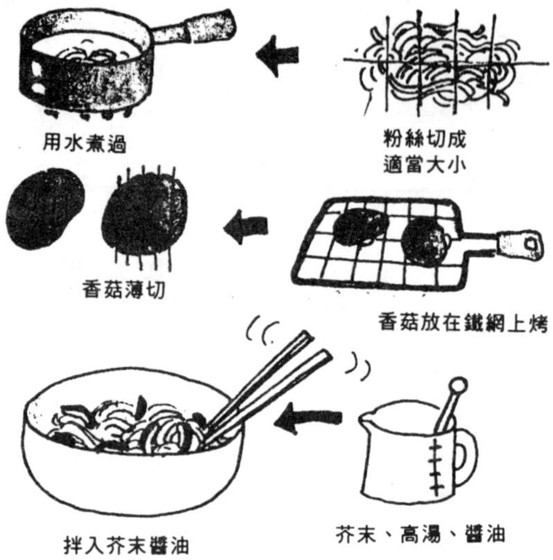
粉絲切成
適當大小
用水煮過
香菇放在鐵網上烤
香菇薄切
芥末、高湯、醬油
拌入芥末醬油

芥末雞肉——四七大卡

〈材料〉雞胸肉一片　鴨兒芹十五克　芥末少許　醬油½小匙。

〈作法〉雞胸肉去筋，用熱水燙過，即刻泡入冰水中。待冷卻以後薄切。鴨兒芹用熱水燙過以後，切成大塊，然後拌上芥末醬油。

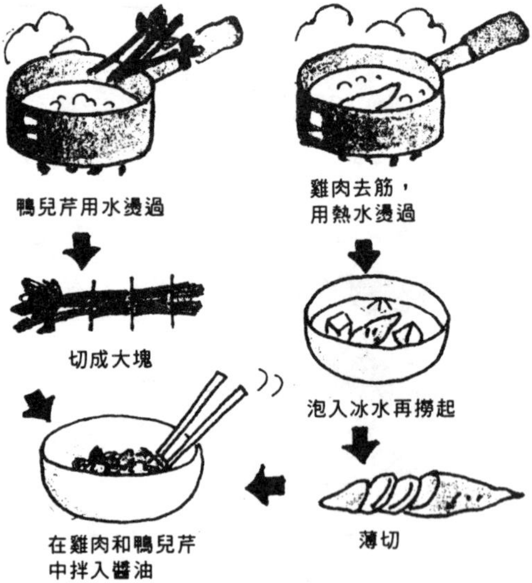
雞肉去筋，
用熱水燙過
泡入冰水再撈起
薄切
鴨兒芹用水燙過
切成大塊
在雞肉和鴨兒芹
中拌入醬油

蘿蔔泥滑子蕈——三十二大卡

〈材料〉滑子蕈$\frac{1}{3}$包（三十公克）蘿蔔泥$\frac{1}{4}$杯　醋二小匙　砂糖$\frac{2}{3}$小匙　鹽、醬油各少許。

〈作法〉①滑子蕈汆燙以後，淋上醬油。

②在瀝乾水分的蘿蔔泥中拌入醋、砂糖、鹽、再拌入滑子蕈即可。

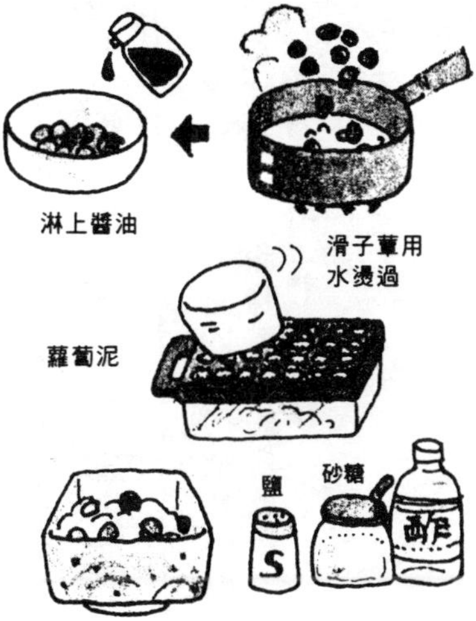
滑子蕈用
水燙過
淋上醬油
蘿蔔泥
鹽
砂糖
醋

醃漬烏賊——一〇一大卡

〈材料〉烏賊$\frac{1}{2}$條　青椒$\frac{1}{2}$個　洋蔥少許　醋一大匙　葡萄酒一大匙　鹽$\frac{1}{5}$小匙　胡椒少許。

〈作法〉①烏賊去除內臟，清洗乾淨，然後把身體圓切，腳切成大塊。放入熱水中汆燙一下。

②青椒、洋蔥薄切備用。

③醋、葡萄酒、鹽、胡椒混合做成醬汁，再把烏賊、青椒、洋蔥泡在醬汁中。

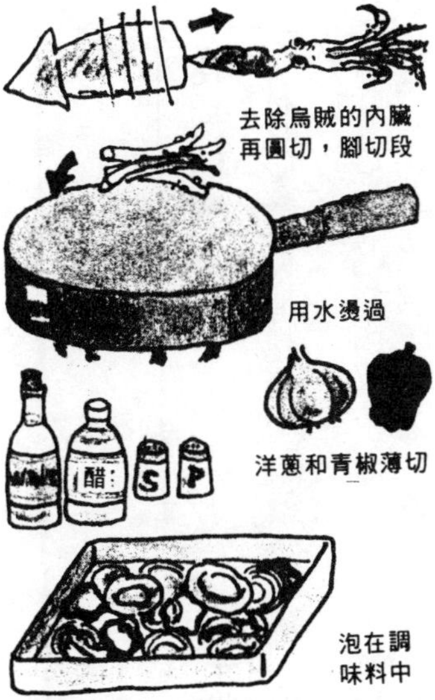
去除烏賊的內臟
再圓切，腳切段
用水燙過
洋蔥和青椒薄切
醋
泡在調
味料中

聊以解饞的各種點心

避免使用高熱量的鮮奶油和奶油，可以簡單製作。甜味較少的餅乾等較好，最好避免攝取一般的零食。

[使用洋粉、果膠]

洋粉————六大卡

〈材料〉洋粉二百公克　醬油½大匙　醋一小匙　芥末、海苔各少許。

〈作法〉洋粉淋上醋醬油，再加入芥末、海苔即可。

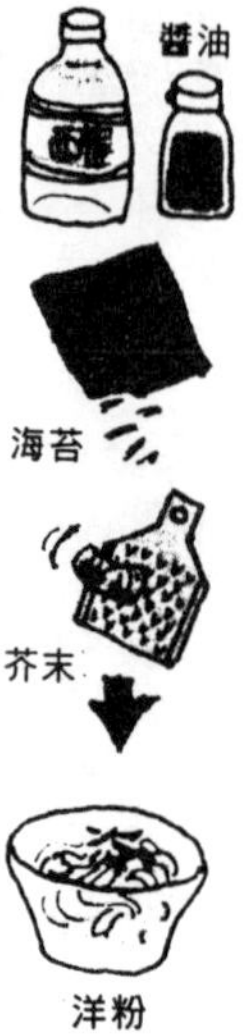
醬油
海苔
芥末
洋粉

葡萄柚果凍————七十二大卡

〈材料〉葡萄柚½個　砂糖一大匙　洋粉⅙條

〈作法〉在⅓杯的水中泡入洋粉，過了一會兒即可煮沸，加入砂糖以後即可熄火。待稍微冷卻以後，加入葡萄柚的果肉和果汁，使其凝固即可。

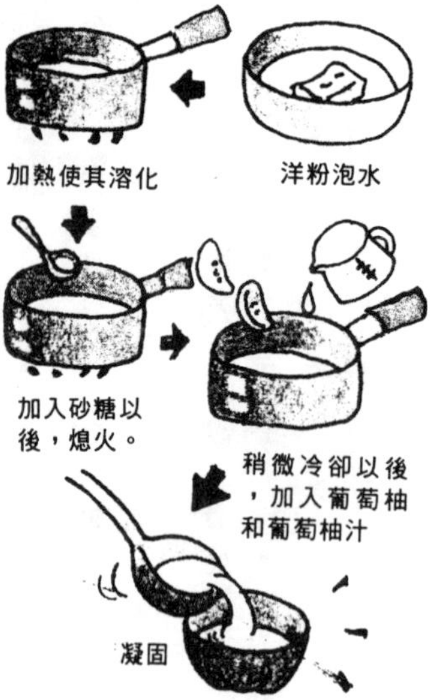
洋粉泡水
加熱使其溶化
加入砂糖以後，熄火。
稍微冷卻以後，加入葡萄柚和葡萄柚汁
凝固

水果蜜豆——一四〇大卡

〈材料〉洋粉¼條　水⅔杯　煮好的大紅豆一大匙　橘子（罐頭）少許　奇異果¼個　蘋果⅛個　糖蜜（砂糖二大匙　蜜糖一小匙　水1½大匙）。

〈作法〉①洋粉泡在⅔杯的水中，過了一會兒再煮開。溶化以後，再稍微煮一會兒。待凝固以後，切成有如骰子一般大小。

②砂糖、蜂蜜、水略煮以後，做成糖蜜。

③洋粉塊和水果放入容器中，淋上糖蜜即可。

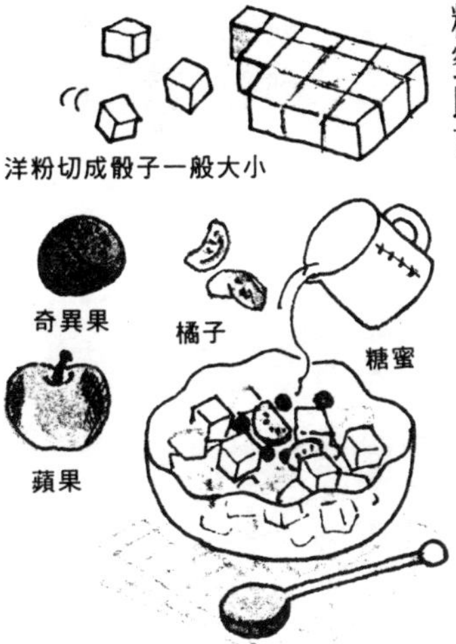

酸乳酪凍——一二六大卡

〈材料〉酸乳酪、牛奶各⅓杯　砂糖一大匙　果膠一小匙。

〈作法〉果膠用一大匙的水調溶，然後再加入牛奶、砂糖。稍微加熱使其溶化以後，等到稍微涼了再加入酸乳酪，然後倒入模型中使其凝固。

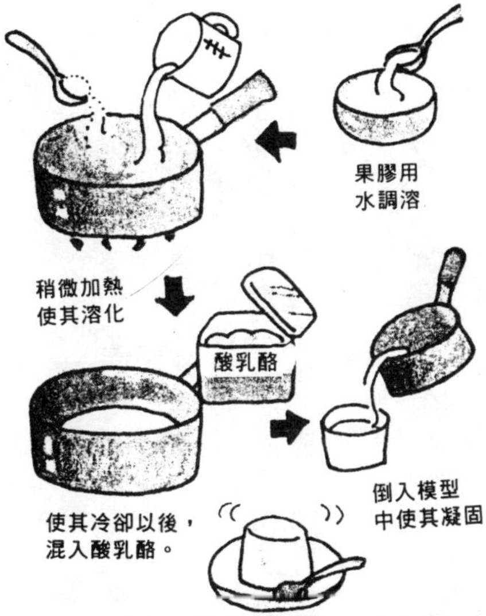
果膠用水調溶
稍微加熱使其溶化
酸乳酪
倒入模型中使其凝固
使其冷卻以後，混入酸乳酪。

●蒸烤

烤蘋果——一四〇大卡

〈材料〉紅玉蘋果一個　砂糖一大匙　奶油一小匙。

〈作法〉去除蘋果芯，然後用叉子在蘋果上戳洞。再從蘋果心倒入奶油，放在盤子上，包上保鮮膜，用微波爐加熱五～六分鐘。

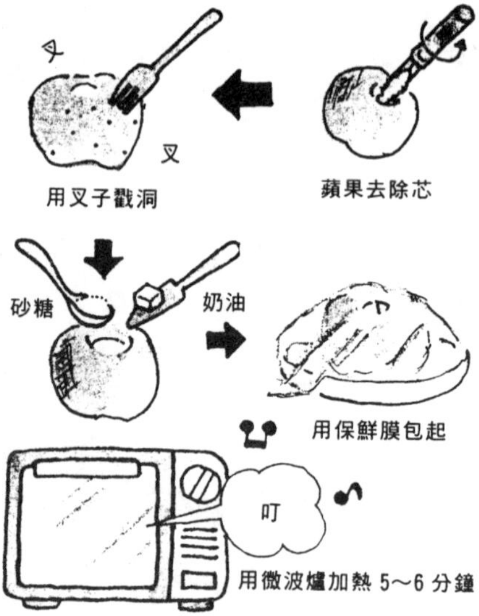

蒸糕——一五一大卡

〈材料〉麵粉三大匙　葡萄乾少許　蛋¼個　牛奶二大匙　砂糖二小匙　發粉¼小匙。

〈作法〉①混合麵粉和發粉。②蛋、牛奶、砂糖混合以後，再混合①和用水泡軟的葡萄乾，然後倒在小杯子裡，放在蒸籠裡蒸十分鐘（也可以代替主食）。

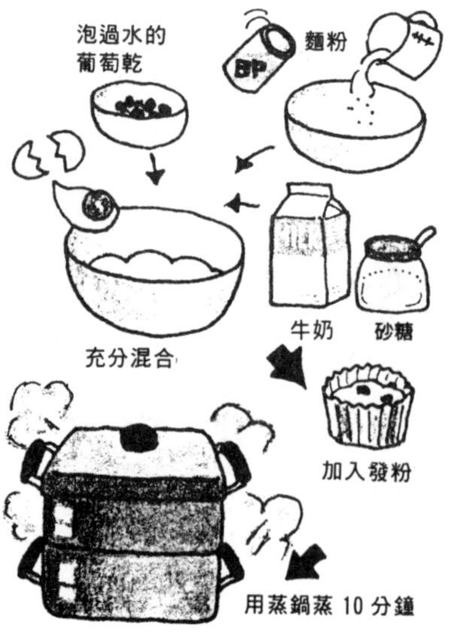

酸乳酪醬薄餅——一六四大卡

〈材料〉麵粉二大匙　蛋$\frac{1}{5}$個　牛奶三大匙　酸乳酪$\frac{1}{4}$杯　蜂蜜$\frac{1}{2}$大匙。

〈作法〉①蛋、牛奶、麵粉混合在一起，用鐵氟綸加工的平底鍋煎成薄餅。

②酸乳酪加入蜂蜜以後，淋在薄餅上。

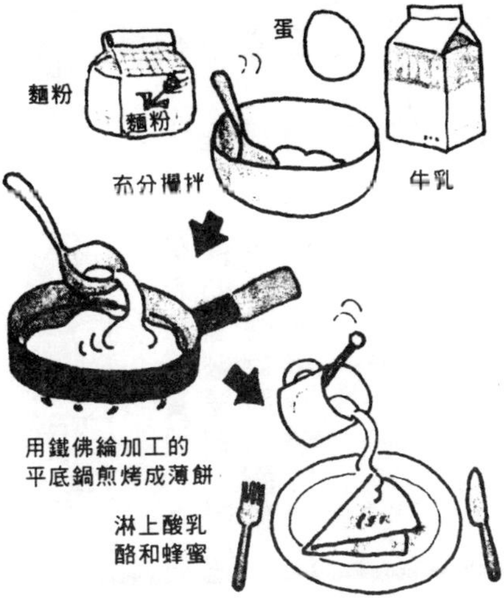
蛋
麵粉
麵粉
充分攪拌
牛乳
用鐵佛綸加工的
平底鍋煎烤成薄餅
淋上酸乳
酪和蜂蜜

馬鈴薯煎餅——一五五大卡

〈材料〉馬鈴薯一個　蔥花二大匙　麵粉二大匙　鹽$\frac{1}{5}$小匙　胡椒少許　番茄醬二小匙。

〈作法〉馬鈴薯磨碎以後，和蔥、麵粉、鹽、胡椒混合在一起。然後倒入鐵氟綸加工的平底鍋煎成薄餅，再沾番茄醬來吃。

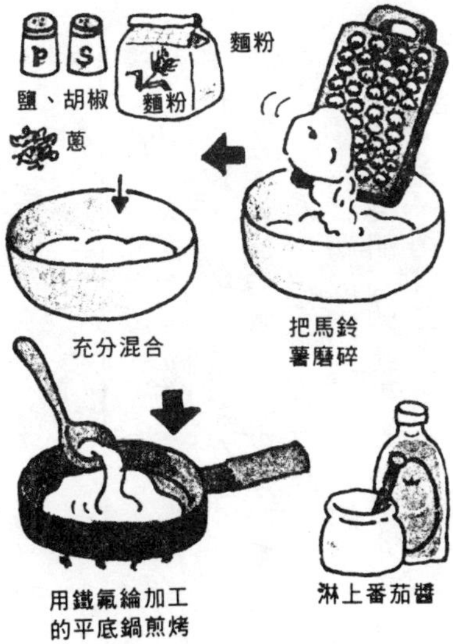
麵粉
鹽、胡椒
蔥
充分混合
把馬鈴
薯磨碎
用鐵氟綸加工
的平底鍋煎烤
淋上番茄醬

降低熱量的自製便當

如果午餐大都外食或買速食食品裹腹，或是在公司裡的餐廳攝取。不知不覺地就會攝取了多量的脂肪和醣類，會出現熱量過多的傾向。這時要特別用心製作，定時攝取午餐。

●以米飯為主的特定午餐

香菇嵌蝦肉便當——三四五大卡

〈材料〉香菇嵌蝦肉（生香菇四朵　蝦四隻（六十公克）蔥三公分　酒一小匙　鹽、醬油各少許　芡粉⅔小匙　檸檬⅛個）煮南瓜（南瓜六十公克　砂糖½大匙　鹽少許）生菜（萵苣一片　小番茄三個）飯一二〇公克　梅乾一個　蘋果¼個

〈作法〉①香菇去蒂，撒上鹽。在香菇內側撒上芡粉。

②去除蝦背的砂腸，剝殼，用菜刀拍打以後，切碎。再混入蔥花、薑末、酒、鹽、做成蝦醬，然後抹在香菇傘內，放入烤箱中烤五～六分鐘。

③南瓜切成大塊，加入的水足以蓋過南瓜，再加入砂糖和鹽一起煮。

④蘋果切成二半。

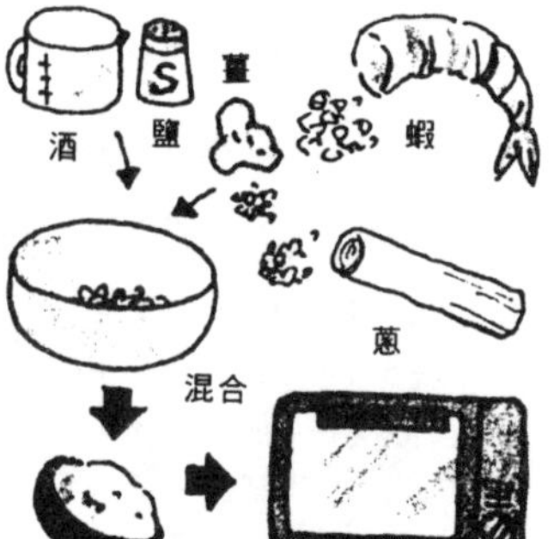
酒
鹽
薑
蝦
蔥
混合
嵌在香菇內
用烤箱加熱 5～6 分鐘

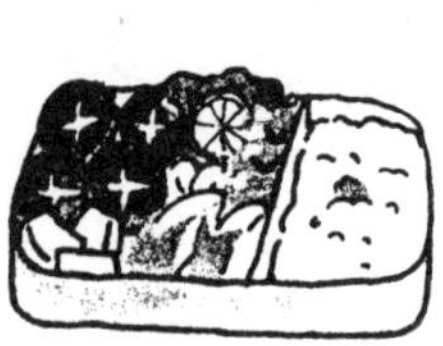

飯糰便當——三八七大卡

〈材料〉飯糰（飯一四〇公克　海苔⅓片　鹽少許）　照燒雞肉（雞胸肉二片　醬油二小匙　米酒、砂糖各一匙）炒菇類（玉蕈½包　生香菇二朵　金菇½把　油一小匙　醬油一小匙　砂糖½小匙　辣椒少許）水煮青菜花（青菜花四十公克　鹽少許）　黃蘿蔔二片。

〈作法〉①作二個小飯糰，撒上鹽，捲上海苔。

②用鐵氟綸加工的平底鍋煎雞胸肉，加入調味料以後，切成一口大小。

③菇類去蒂，香菇薄切。用油和辣椒一起炒，再加入調味料調味。

④青菜花煮過以後，再撒上鹽。

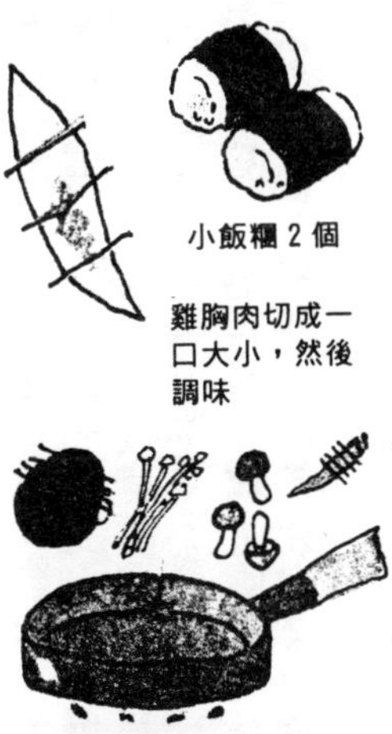
小飯糰 2 個
雞胸肉切成一口大小，然後調味
煮草菇類

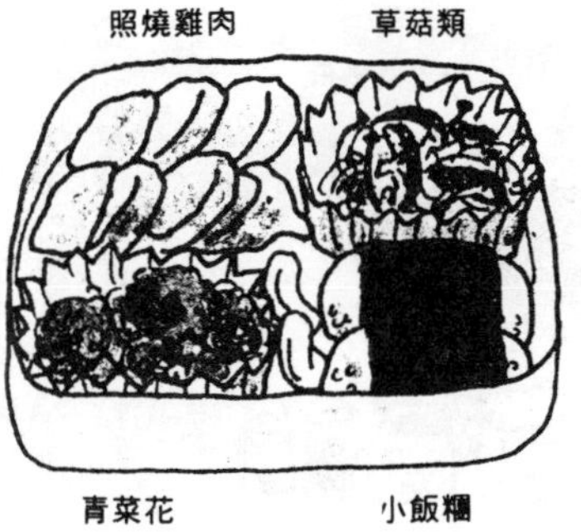

山椒干貝便當——三二六大卡

〈材料〉干貝、山椒一起燒煮（干貝三個　醬油二小匙　米酒、酒各一小匙　山椒芽五～六片）　烤蘆筍（蘆筍三根　鹽少許）　辛辣魚子粉絲（粉絲¼把　辛辣魚子¼片）鹽漬小黃瓜和海帶芽（小黃瓜½條　鹽漬海帶芽三公克）　飯一二〇公克　芝麻鹽少許。

〈作法〉①干貝、山椒芽、醬油、米酒、酒一起攪拌，浸漬一會兒，然後放在鐵網上烤（如果遇上沒有山椒芽的時期，可以用七味辣椒粉）。

②蘆筍烤過以後，撒上鹽。粉絲燙過以後，使其冷卻，然後拌上辛辣魚子。

③小黃瓜切成小塊，然後撒上鹽。醃一會兒以後，用水沖洗掉，然後拌入切成小塊的海帶芽，再擠乾水分。

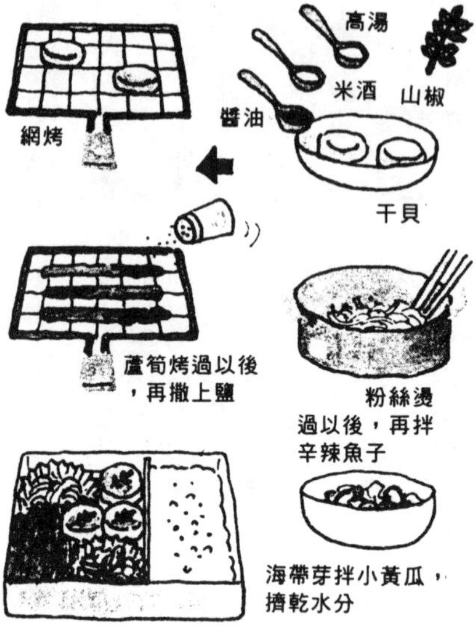
高湯
米酒
山椒
醬油
網烤
干貝
蘆筍烤過以後，再撒上鹽
粉絲燙過以後，再拌辛辣魚子
海帶芽拌小黃瓜，擠乾水分

羊栖菜飯便當——三九四大卡

〈材料〉羊栖菜飯（羊栖菜五公克　胡蘿蔔十公克　青椒$\frac{1}{4}$個　油、砂糖、醬油各一小匙　鹽少許　飯一二〇公克）　炒蛋（蛋一個　砂糖一小匙　鹽少許）　竹輪魚糕釀小黃瓜（竹輪魚糕一條　小黃瓜$\frac{1}{8}$條）　油菜芥末（油菜六十公克　醬油$\frac{2}{3}$小匙　芥末醬少許）。

〈作法〉①羊栖菜放入水中泡開，和切絲的胡蘿蔔、青椒一起炒，然後加入高湯蓋住材料。加入砂糖和醬油，煮至收乾為止，便拌入飯中。

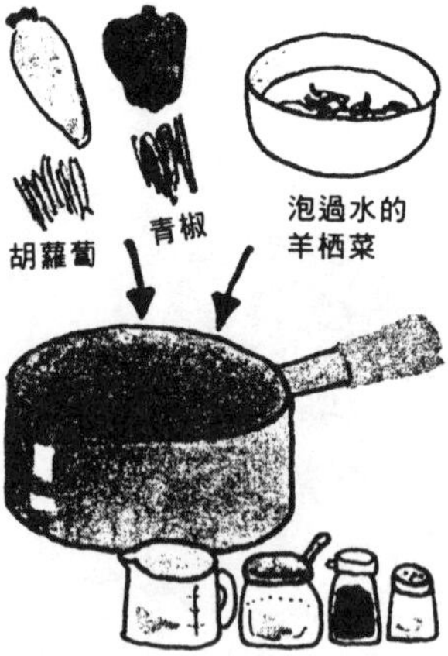
胡蘿蔔
青椒
泡過水的羊栖菜
加入高湯、砂糖、鹽、醬油調味，煮至收乾醬汁為止。

②蛋打散以後，加入砂糖、鹽，然後放入鐵氟綸加工的平底鍋炒。③在竹輪魚糕的洞中嵌入切成棒狀的小黃瓜。④油菜燙過以後，切成適當大小，再拌入芥末醬油。

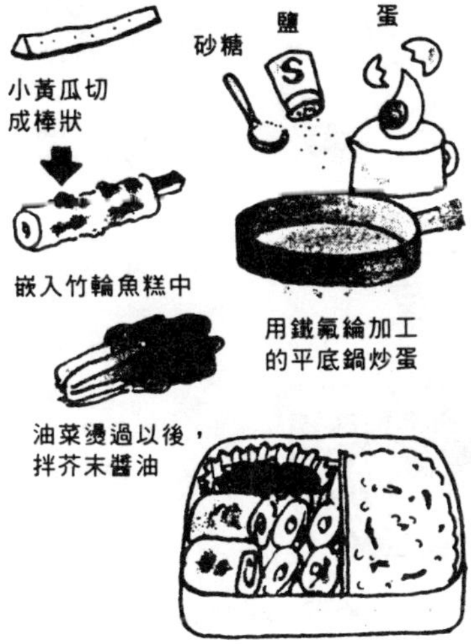

●有時候可以改用麵包或麵

三明治便當——三七五大卡

〈材料〉三明治用的麵包三片（七十五公克，去除麵包皮）芥末醬少許　番茄½個　小黃瓜½條　鮪魚罐頭三十公克（小的¼罐）萵苣一片　蘋果、芹菜沙拉（蘋果¼個　芹菜¼棵　加工起士二十公克　檸檬汁少許）紅茶（茶包）。

〈作法〉①麵包切成二半，分成三組，然後塗上芥末醬。其中二組舖上番茄片和撒上少許鹽的小黃瓜，另一組則夾入用鹽醃過的切絲萵苣和鮪魚混合的魚肉醬。然後用濕毛巾包住重石，壓於其上。過了一會兒以後，再切成適當大小。②蘋果切成銀杏葉的形狀，芹菜薄切，然後稍微汆燙一下。接著再混入加工起士，淋上檸檬汁即可。

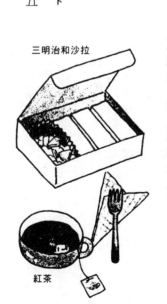

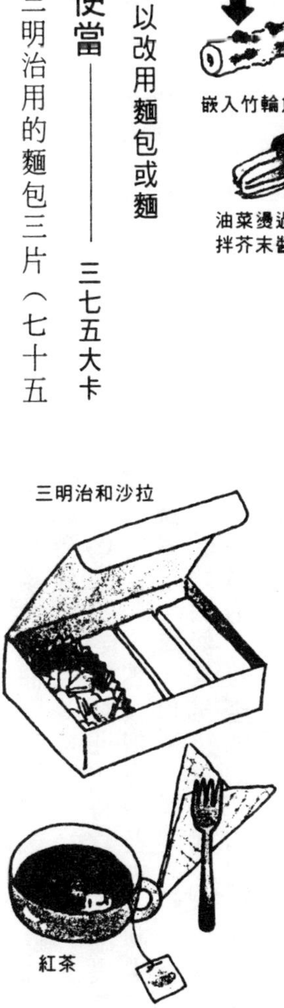

麵條便當——四二五大卡

〈材料〉乾麵條七十公克　蔥少許　麵的醬汁（高湯四大匙　醬油一大匙　米酒一小匙）　烤魚糕（魚糕⅔片　煮海苔少許　醬油少許）　燉煮食物（蒟蒻⅙片　胡蘿蔔三十公克　乾香菇二朵　醬油一小匙　鹽少許　砂糖一小匙）　水果（葡萄柚½個）。

〈作法〉①麵條煮過以後，瀝乾水分備用。高湯、醬油、米酒放入鍋中煮沸，作成麵條醬汁。

②魚糕對半切開，每片的正中央都劃一道切口，然後把煮海苔夾在其中。用鐵網烤一邊，再沾上醬油。

③蒟蒻使其呈扭轉形狀，然後放入熱水中煮過。接著和圓切的胡蘿蔔、泡開的香菇一起放入鍋中，加入高湯。蓋過材料以後，加調味料一起煮。

④葡萄柚切成二半。

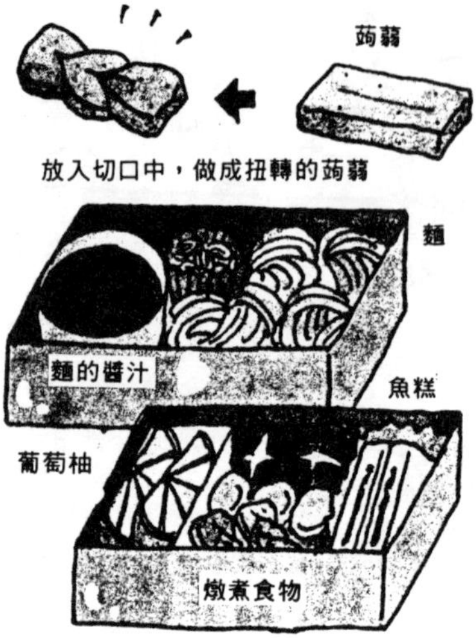

靈巧地製作便當的秘訣

▼

營養均衡，色澤美麗，還要考慮到調味和減少油的使用量。

便當盒比肉眼看到的還大，因此要充分利用蔬菜，減少飯量。

由於便當要保存至中午，為了避免容易腐敗，要把食物冷卻以後再裝入便當盒中。

第4章

爲了美麗地瘦身，每天都要留意

觀察雙親的體型進行自我確認

父母親胖，自己也會胖

有些人會說，自己是屬於肥胖的體質。如果雙親中有一人較胖，在不久的將來無意中自己也會有相同的體型，所以必須要自覺到這一點，過著規律正確的飲食生活。

在幼兒期（三歲左右）肥胖的人，其脂肪細胞比別人多，所以很容易肥胖。如果無法持續節食，是很難瘦下來的。

此外，代謝能源會有個別差異。新陳代謝不良或基礎代謝較低的人，即使和別人一樣攝取相同的熱量，可是因為消耗的能量較少，所以較容易發胖。

養成經常活動的習慣

如果雙親都出現肥胖的情形，必須注意雙親的飲食生活。雙親如何攝食，以及吃何種食物，都是反省的重點；同時也可以作為反省菜單的參考。結果往往會發現大都是攝取了太多的甜食、油炸物、鹽分較多的食物，以及高卡路里的食物。

這時的當務之急是矯正飲食生活。攝食過量時，要養成運動或快步走的習慣，也要勤於做家事或工作。特別要多活動身體，消耗自己的能量。通常胖的人比瘦的人動作遲鈍，運動量也較少，所以要不嫌麻煩地多活動筋骨。

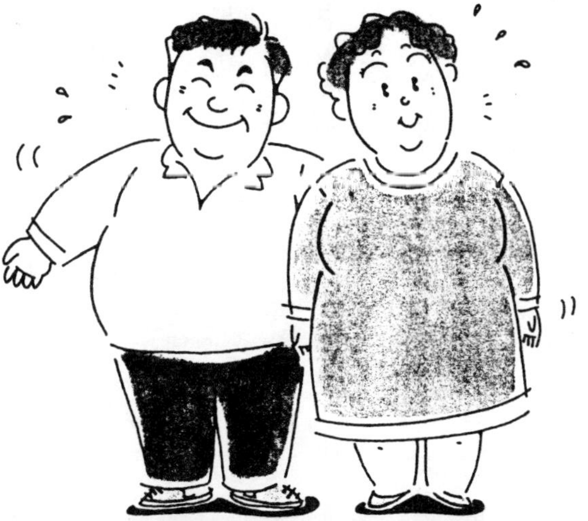

如果雙親都肥胖，表示妳可能也屬於肥胖體質，這時有必要檢討雙親與妳本身的飲食生活，並養成運動的習慣。

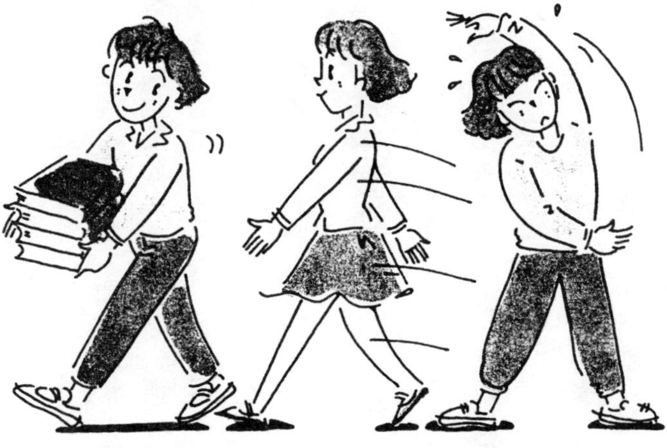

[確認自己是否屬於容易肥胖的體質]

規律的生活是節食的基本

必須戒除不規律的生活

生活不規律的人，通常飲食也會不規律。

尤其睡眠時間較少的夜貓子族，大都晚歸而又吃又喝，結果吃不下早餐，形成了惡性循環。

此外，飲食時間不規律，二餐之間的間隔太長而吃零食，結果導致熱量過高，也是造成肥胖的原因。

因此，務必儘量過著規律正常的生活，建立起規律正常的飲食生活，這是不可忽視的。

三餐務必要規律。即使非常忙碌，用餐時間也要固定，養成固定進食的習慣。攝食的重點為早餐、午餐要多，晚餐要少。進食以後立刻就寢或吃宵夜，都是導致肥胖的原因。

日常生活中要運動

假日是調整體調的機會。持續睡眠不足的人早上可以晚起，「睡回籠覺」也是消除疲勞的方法。

睡醒了要多花點時間吃早餐。用餐以後不要馬上睡覺，要多活動身體，在規律的生活中不要忘了運動。

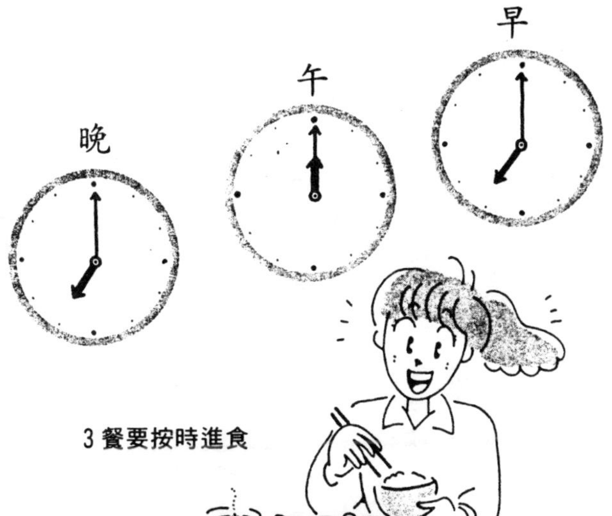
晚
午
早
3 餐要按時進食
要稍微運動，
活動身體。

[要過著規律的生活]

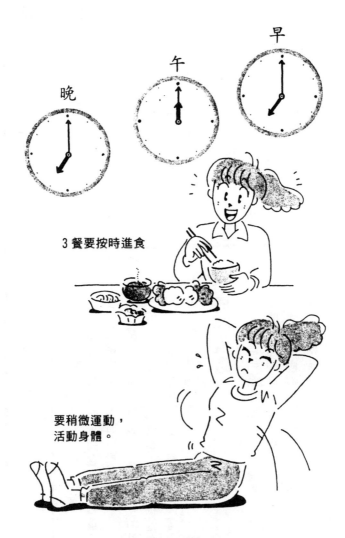

焦慮時要守護身體

焦慮是肥胖的原因

被工作壓得喘不過氣來；對上司有所不滿；戀情不順利；和親朋友好友經常會產生摩擦、失戀、對丈夫有不滿……等等的人，心中常有很多的不滿和煩惱，經常處於焦慮狀態中，在感情上受挫。

由於焦慮而喜吃甜食或暴飲暴食，結果導致精神壓力增加，產生了不良結果。總之，焦慮也是導致肥胖的原因。

預防焦慮的菜單

焦慮時，要如何守護身體呢？這時要均衡地一天攝取三餐，菜單中不可缺乏鈣質和維他命 B_1。甜食攝取過量與偏食，都會使焦慮的情形更嚴重。

糙米、裸麥麵包、豬肉、乾海苔、芝麻、鰻魚等，都含有大量的維他命 B_1。可以配合牛奶、小魚類、起士等，含有鈣質的食物來吃。

擺脫焦慮

要儘早擺脫焦慮，改變心情是最重要的。休假可以外出旅行，和朋友聊天，跳繩、慢跑、游泳等，多作運動來發汗，使精神清爽。

另外，也可以做自己有興趣的事，如繪畫、聽音樂會等，以調適心情。

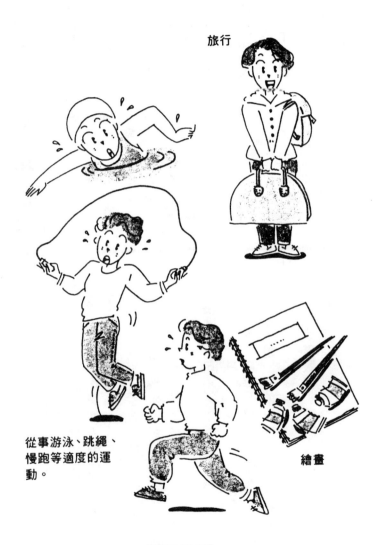

[擺脫焦慮]

靈巧地調適心情使身心放鬆

注意情緒的變換

精神狀態不穩定，心中有煩惱或憂鬱時，無意識中食慾會大增。

這時不要把自己封閉起來，可以旅行或登山、運動等，以改變心情。此外，也可以外出看電影或聽音樂會。和朋友見見面，閒聊，也可以發洩情緒。

重視個人時間

不安或焦慮時，工作無法順利進行，這時要先放下工作來休息。待心情安定下來時，工作狀況會比焦慮時來得好，效率也更佳。

經常被工作和時間追著跑的人，要清楚地分開工作與個人的時間，要得到充分的休養。

散散步，看看大自然的花草，可以放鬆身心。散步回來以後，可以泡泡熱水澡來放鬆心情。

製造不同的氣氛

無法脫離憂鬱的心情時，可以勉強自己表現出開朗的樣子，這一點很重要。

改變服裝和髮型，都是製造不同氣氛的方法。

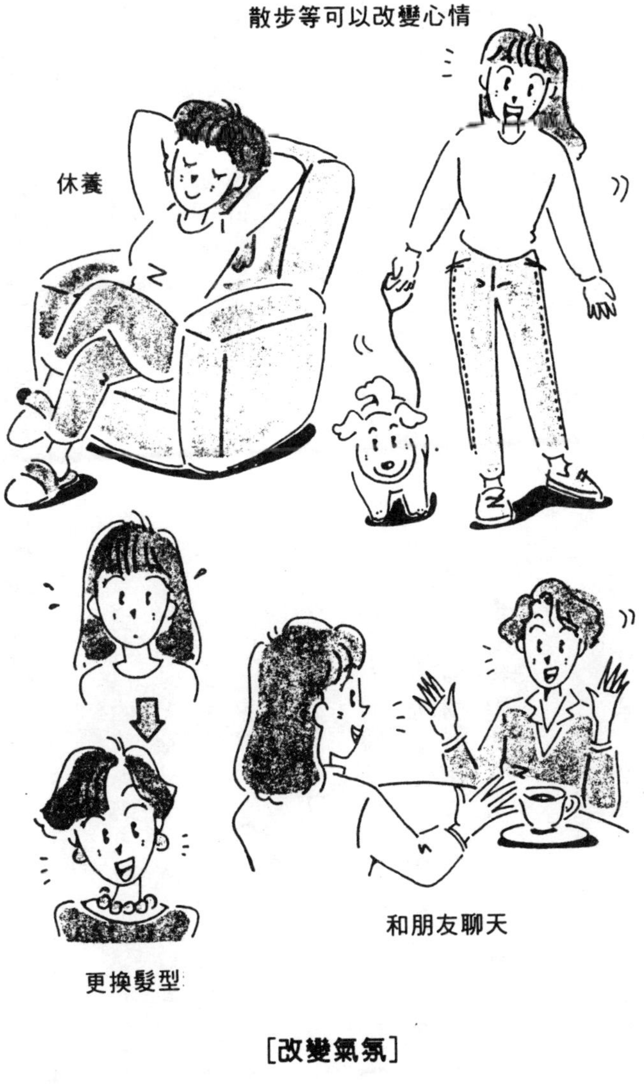
散步等可以改變心情
休養
和朋友聊天
更換髮型

[改變氣氛]

每天自起床到上床睡覺之間的緊張感

美麗來自緊張感

如果要美麗地瘦身，必須過著有緊張感的生活，要儘可能生活在眾人視線之下。

女明星或演員經常生活在眾人的目光下，充滿了緊張感，這是美麗的秘方。每天的生活中靈巧地控制緊張感與放鬆，是美麗瘦身的主要條件。

獨處的時間也非常重要，不過在這同時也要製造和很多人見面的機會。意識到別人的目光，生活中就會充滿了緊張感。

最近，除了工作與家事以外，開始注意到自己的興趣的人增加了。不過不知道該做些甚麼才好的人，可以回想一下少女時期的夢想。以這些夢想為起點，找出自己想做的事來。

生活中要有鏡子

經常看看鏡中的自己，是保持緊張感的方法。從鏡子中就可以看到自己是不是很邋遢或臃腫。

挺胸縮腹的緊張感姿態，也是美麗的姿態。

此外，也可以站在全身鏡前確認自己的體型。自覺到過胖時，也是反省自己的生活的時候了。

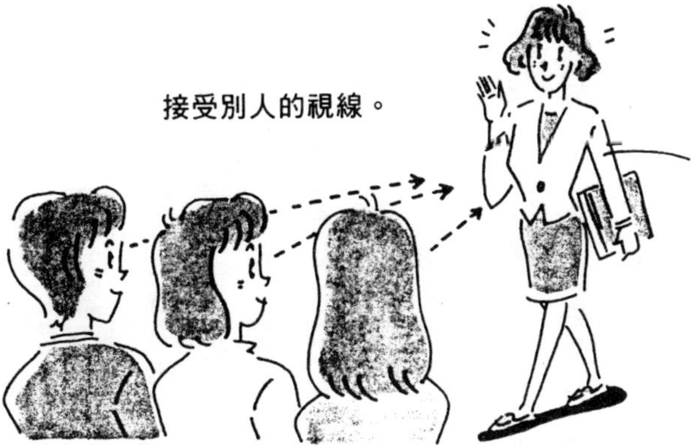

接受別人的視線。

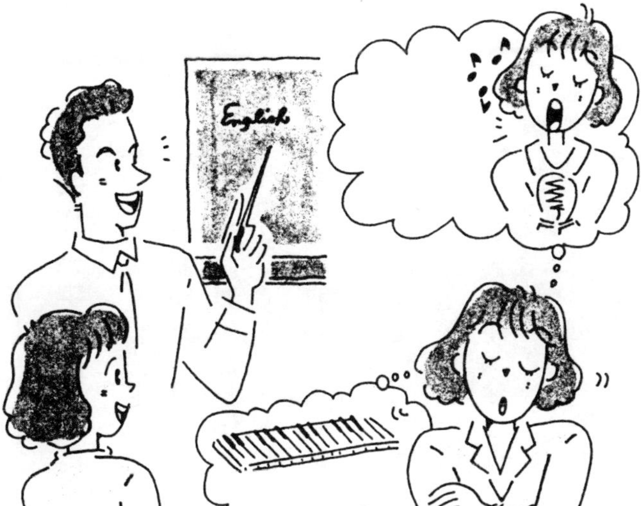

培養自己的興趣，
參加各種講座。

[每天過著有緊張感的生活]

製作作息表使生活緊湊

主婦的生活要有緊張感

要先在自己的生活中注入緊張感，從睜開眼睛的時候就開始。因此最好避免熬夜和吃宵夜。睡前最好是確立隔天的生活作息，這是使時間過得緊湊的重點。

不過要持續這種緊張感實在很困難。尤其家庭主婦鮮少有機會遇到其他人，因此非留意這一點不可。特別要注意的是穿得邋遢，且一邊看電視一邊過活的人。

持續過著毫無緊張感的生活，根本甭想要美麗瘦身了。

製作一天的作息表

如果沒有特定的事可做，便不會急著訂立時間表，而浪費了許多時間。

這時要開始製作充滿緊張感的一天的作息表，可以一邊開動洗衣機一邊整理廚房或打掃，同時做二件事，製造緊張感。

時間較充裕的時候，不要只把時間花在家事上，可以挪出一些時間來做自己有興趣的事。參加可以拓展自己的視野和興趣的講座。

步行時也要有緊張感，這時要活動腹肌，使腹部緊縮，促進腸的蠕動。

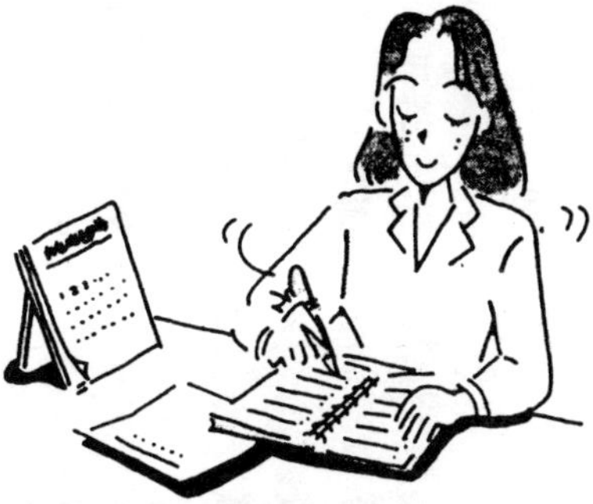

睡前確立隔天的作息表，
並訂立 1 週的作息表……。

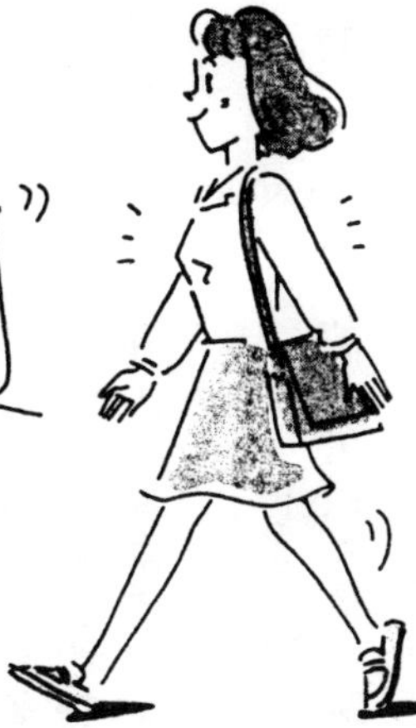

要注意有緊張感的走路方法。

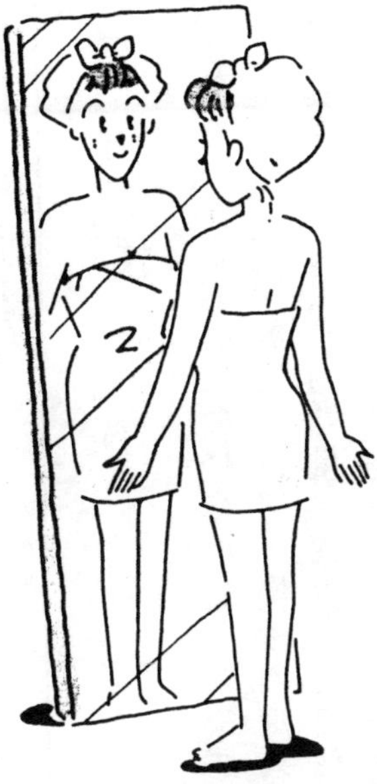

經常照鏡子，確認自己的體型。

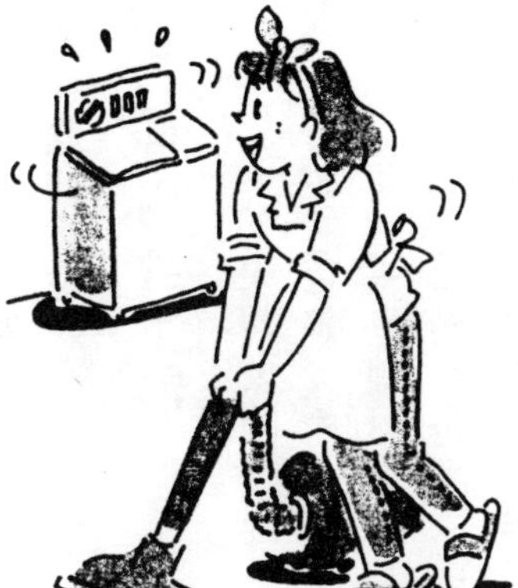

同時做 2 件家事。

[製造持續的緊張感]

養成步行習慣以便健康節食瘦身

積極地步行

如果要成功地節食瘦身，除了飲食以外，運動也是不可或缺的。不過這並不表示必須到美容健身中心不可。其實在日常生活中，毫不勉強地持續運動為第一條件。

「步行」是在日常生活中最切身，而且不需要利用特別的器具就能夠進行的運動。即使是在上班或購物途中，都能夠步行。

經常外出的人不要搭車，可以步行。利用巴士代步的人可以提早一站下車，在日常生活中養成步行的習慣是最好的方法。

快走

走路時不要慢慢地走，要快速地走。走相同的三十分鐘，慢慢地走大約消耗一百大卡的熱量，快步走則消耗大約二百二十大卡的熱量。能量的耗費有很大的不同。走路時，必須挺直背脊，挺胸縮腹快步走。

使用計步器

如果想要節食瘦身，一天要走三十分鐘，以走大約一萬步為目標。使用「計步器」是輕鬆走路的一種方法。上班或做家事時，也可以掛著計步器。可以促進新陳代謝，改變容易肥胖的體質。

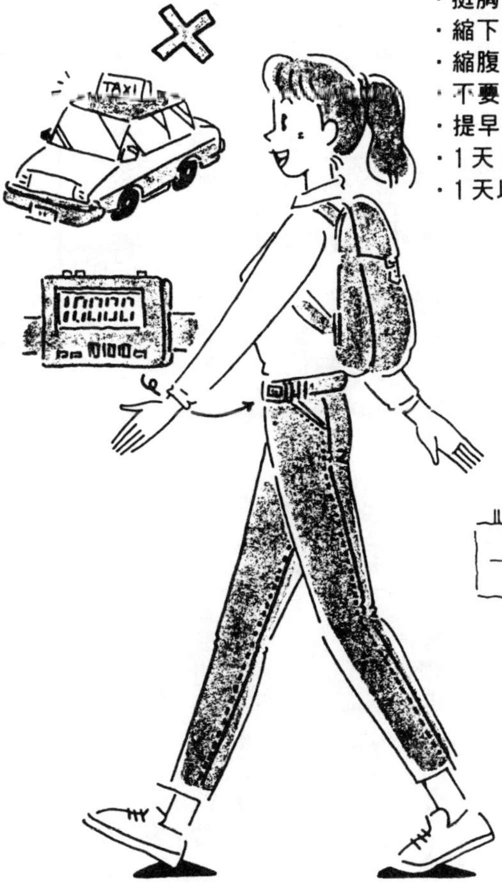
·快步走
·伸展背肌
·挺胸
·縮下巴
·不要搭乘計程車
·提早一站下車走路
·1天30分鐘左右
·1天以1萬步為目標

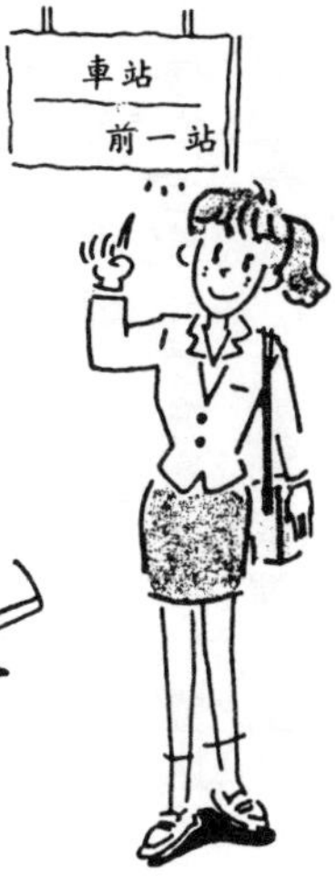

走路與慢跑相比，腰部和膝蓋的負擔較少，
所以不要勉強。秘訣在於長久持續。

[提升效果的走路秘訣]

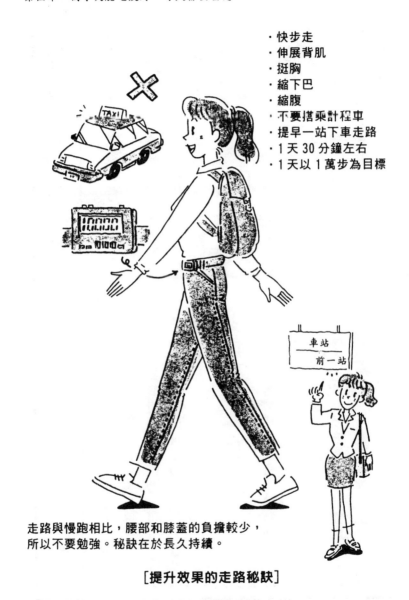

上下樓梯也可以塑身

呼吸頻律不再紊亂時

要充分利用機會來增加消耗的熱量，這種節食瘦身效果最佳。例如：每天早上或每天晚上都可以利用公寓的樓梯，以及車站、公司或百貨公司等地方，都可以不用電梯，而使用樓梯。

最初可能會不習慣，而覺得氣喘如牛。這時最好是慢慢地上樓梯，以避免使呼吸紊亂。然後才快走。

上樓梯所消耗的能量有如輕微的慢跑一樣（十分鐘消耗約八十大卡＝消耗半碗飯）。

身體逐漸習慣以後，上下樓梯會較輕鬆。這時就可以快速地爬樓梯。

開始覺得身體變輕時，可以一次上二階階梯。不僅可以鍛鍊腰部，也可以緊縮臀部。

利用家中的樓梯

家中有樓梯的人可以勉強地一次跨二階階梯，有效地利用台階。這時先用腳尖來走樓梯；踮起腳跟，挺直身體來走樓梯也是一種方法。這種會比只用腳尖更費體力，所耗費的運動量更為可觀。

用腳尖一階一階地
往上或往下走，要
踮起腳跟，伸展身
體來走。
習慣以後，上
樓梯會很輕快。
呼吸平穩時，
可以快步跑。
最初可能會
氣喘如牛。

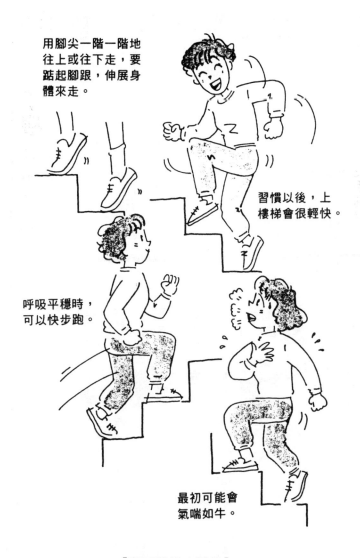

[利用階梯來塑身]

利用電車瘦身的方法

塑造臀部和腳脖子

乘坐電車時手拉拉環，踮起腳尖，平衡自己的身體，這時所有的神經都集中在一起，才能有美好的姿勢（能有效鍛鍊腹肌）。

此外，電車搖晃的時候，臀部內側要用力，所以對於提高臀部使腳脖子變細能夠產生效果。

塑造手腕

手抓著拉環時，反覆進行用力與放鬆的動作。單手做完以後，再換另一隻手來進行，這樣做可以使手腕變細。

整體的塑身

這是利用拉環和手把的方法。利用雙腳對應電車的搖晃，可以培養身體的平衡感，對於整體塑身有效。

塑造大腿

坐在椅子上時，雙腳併攏，腳離開地面，大腿稍微往上抬。使大腿緊張，有助於塑造大腿的曲線。

塑造上背

乘電車時，手拉著拉環，反覆進行手臂的伸縮運動。

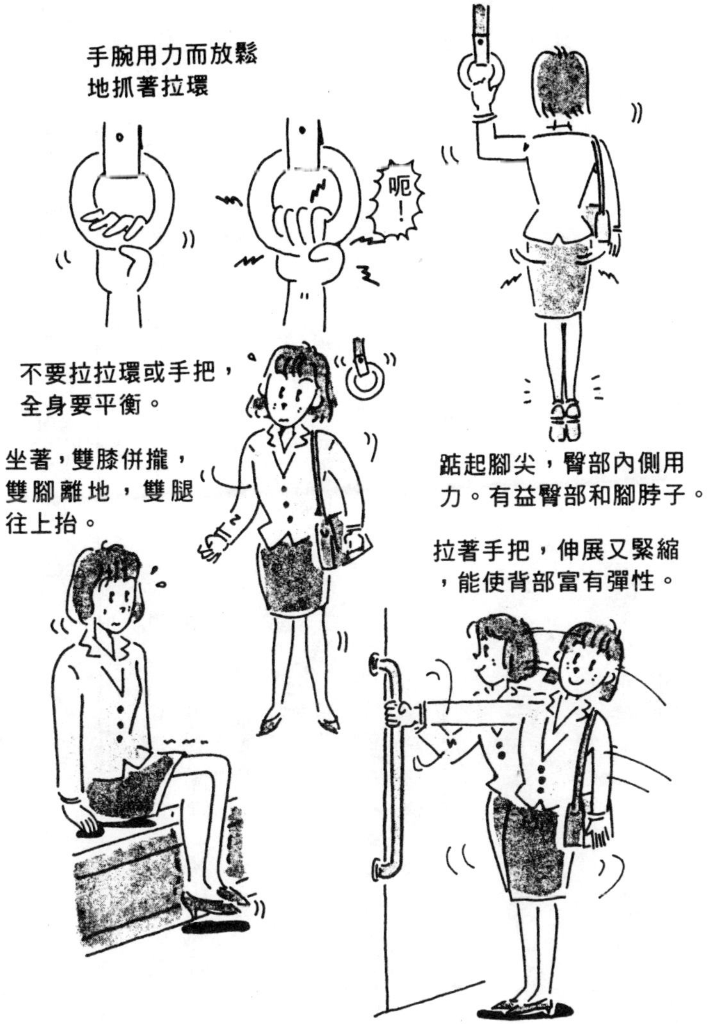
手腕用力而放鬆
地抓著拉環
呃！
不要拉拉環或手把，
全身要平衡。
坐著，雙膝併攏，
雙腳離地，雙腿
往上抬。
踮起腳尖，臀部內側用
力。有益臀部和腳脖子。
拉著手把，伸展又緊縮
，能使背部富有彈性。

[利用電車瘦身]

利用沐浴時間提高效果的方法

利用部分按摩來塑造

慢慢地沐浴身體會產生爽快感，使身心放鬆。

水壓能夠促進血液循環，使新陳代謝旺盛，因此要能夠掌握沐浴時間。優閒地泡澡時，可以按摩自己在意的手臂、肚子、大腿、小腿部位，使這些部位緊縮。

利用浮力塑身的方法

泡澡時，可以利用水的浮力作用。這時身體會變得較輕。活動也較順暢。和運動不一樣，不必擔心會傷到膝蓋。

在此要介紹簡單的在沐浴時塑身的方法。用雙手撐著澡盆，然後伸展自己的雙腳。接著使臀部和腳浮起來，大約五分鐘都維持相同的狀態。這對於肚子和大腿緊縮都有效。

此外，雙手撐著，腳和臀部浮起的時候，如果稍微彎曲雙膝，反覆進行向左向右傾倒的動作，能夠使腰部變細。

交互使用泡澡和沖澡

沐浴時務必嘗試此法，要重複數次泡澡與沖澡（水）。身體在短時間內承受溫度的變化，能夠促進分解脂肪荷爾蒙作用的分泌，對於節食瘦身有效。

可以在水中按摩手臂、腹部、大腿。

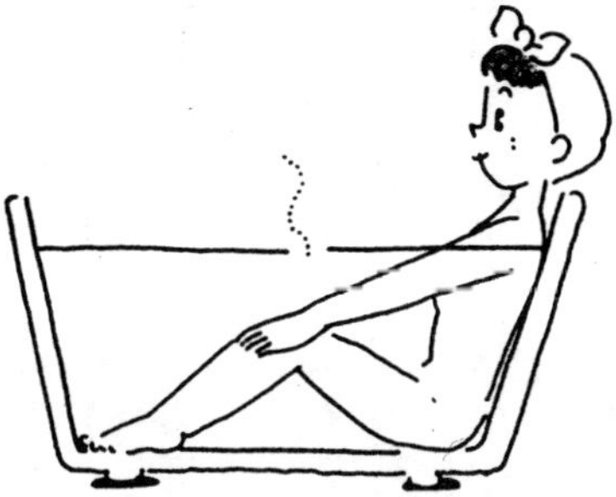

如果想要長時間泡澡並且對心臟不造成負擔，就要淺泡。讓肩部露出水面，慢慢地泡。想要消除疲勞，水溫不可以過熱。如果覺得不夠燙，可以稍微加熱一點。

雙手撐著浴盤，使腳部和臀部浮起。雙膝稍微彎曲，朝左右傾倒，使腰部變細。

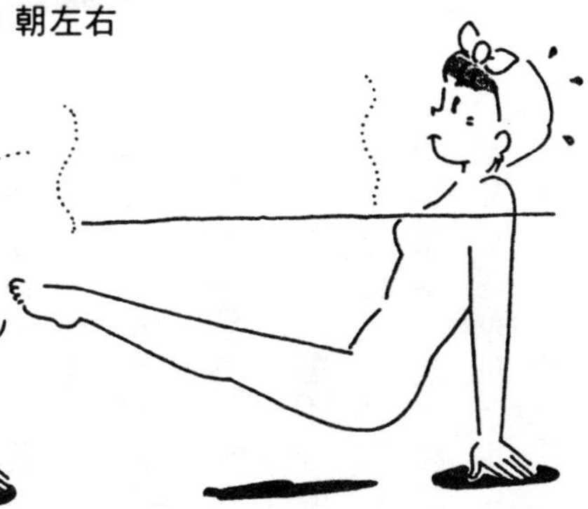

雙手撐著澡盆，臀部和雙腳浮起，可以使腹部和大腿變細。

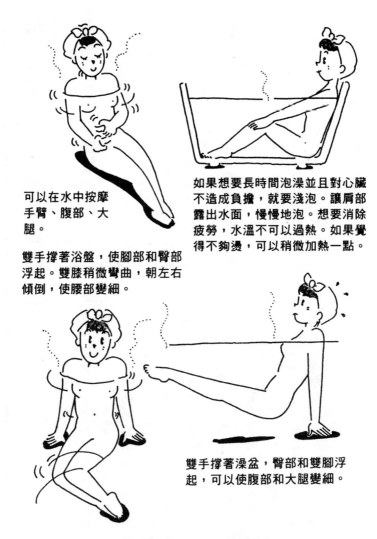

[在澡盆中可以進行的塑身]

經常睡眠不足無法變得美麗

最遲要在十二點鐘以前上床

要消除一天的疲勞，翌日充實地生活，至少要睡六個小時以上。

睡眠不足時，頭腦和身體的機能無法發揮作用。這時會欠缺集中力和判斷力，工作便會出差錯。此外，無法去除身體的疲勞時，很多人會變得稍微焦慮，產生了精神壓力。

因此，最晚要在十二點鐘以前上床，睡得好會有不同的表現。

失眠、心煩的人

一天的充實感和睡眠有密切的關係。緊湊的生活會有某種程度的疲勞感，而能夠很快地入睡。

因失眠而感到煩惱的人，主要的原因是運動不足。做一些輕微的運動流汗，就能夠易於入睡。睡眠以前避免過度用腦，為安眠的秘訣。

秘訣是要深眠

睡眠狀態不好的人，晚餐時必要多攝取起士、牛奶等，含有豐富色氨酸的可以幫助入眠之食品。除此以外，含有必須氨基酸的芝麻，以及含有豐富的鈣質，可消除焦慮的小沙丁魚乾，對於安定神經具有卓效。

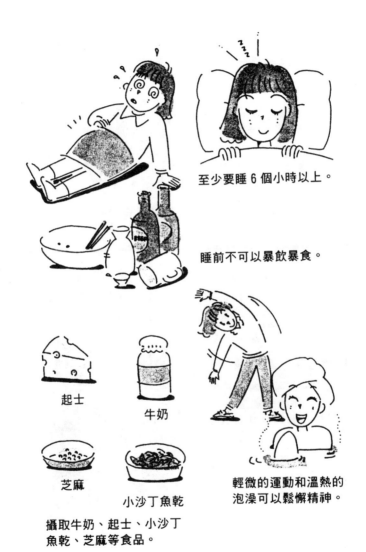

至少要睡 6 個小時以上。

睡前不可以暴飲暴食。

輕微的運動和溫熱的泡澡可以鬆懈精神。

起士

牛奶

芝麻

小沙丁魚乾

攝取牛奶、起士、小沙丁魚乾、芝麻等食品。

每天早上量體重

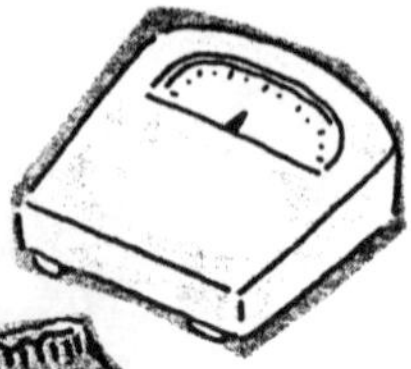

早起上過廁所以後量體重。有如飲食記錄一般記錄下來，體重增加時，便會知道原因。

不穿鬆緊帶的裙子和褲子

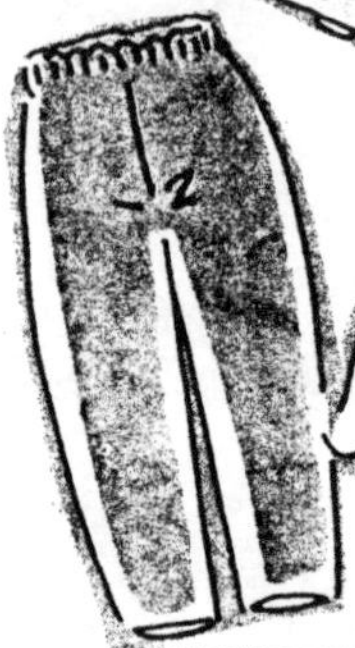

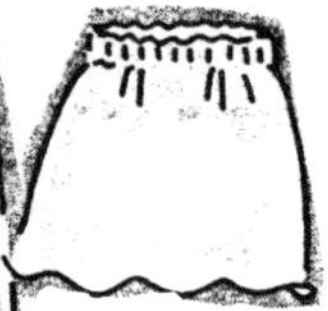

如果放寬腰圍的標準，尺寸會逐漸增加。因此最好避免穿著有鬆緊帶的裙子和褲子，選擇尺寸恰恰好的衣服。

常照鏡子或窗戶反映的自我影像

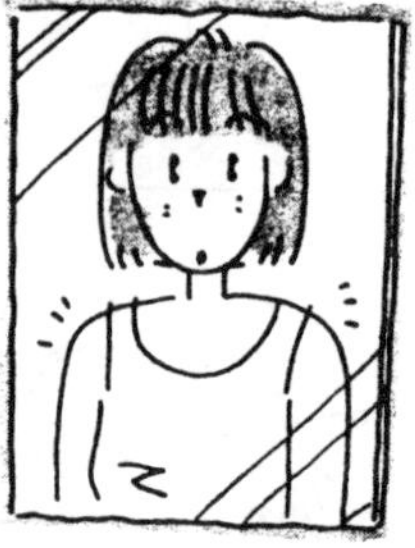

沐浴後，要從全身鏡中好好地觀察自己的體態。不要忘了確認是否有多餘的脂肪。外出時，也要常從櫥窗中觀察自己的體態。

利用夢想來勉勵自我

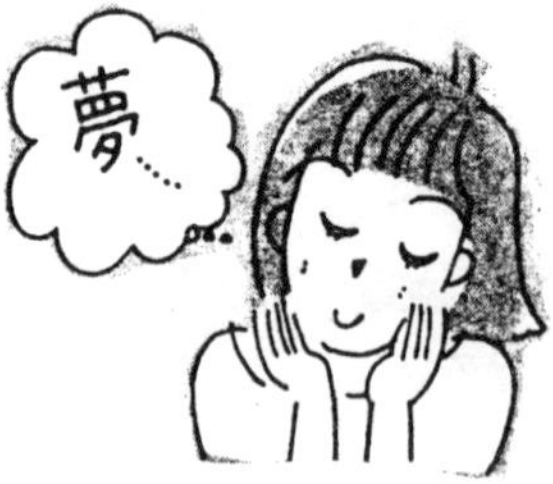

經常夢想著尺寸適中的名牌衣物，藉此來勉勵自己，這對於持續節食瘦身有很好的效果。

成功節食的要領3

第5章

有效的塑身方法

了解運動所消耗的熱量

藉運動使身體成易瘦的體質

運動所消耗的熱量如左圖所示。運動會使肌肉增加，身體各機能活絡，提高基礎代謝量（維持身體所必須的能量）。換言之，運動不僅可以燃燒脂肪，也可以使身體成為容易消耗能量的體質，創造出容易瘦的身體。

燃燒體內積存的脂肪

要運動並不見得一定要上健身房或健身中心，其實可以積極地在日常生活中找到運動的機會。

為了燃燒蓄積在體內的脂肪，可以選擇多攝取氧的運動（慢跑、騎腳踏車、跳繩、游泳、網球、有氧舞蹈、散步），而且最少要做十五分鐘以上，使身體發汗的程度為重點。

一天想要消耗的熱量

家庭主婦擦地板、擦窗戶、購物，做繁瑣的家事（用抹布擦大約二十分鐘左右，具有消耗八十大卡熱量的運動量），也是運動之一。

終日坐在辦公桌前辦公的人，可以藉著爬樓梯或快步走等機敏的行動，消耗運動不足的問題。配合各種運動，一天最好是消耗三百～四百大卡。

運動的種類	消耗 80 大卡熱量的時間
購物 散步 家事（打掃、洗衣服）	30 分鐘左右
用抹布擦 步行 騎腳踏車 下樓梯 入浴	20 分鐘左右
慢跑 上樓梯 排球 登山	10 分鐘左右
跳繩 馬拉松 游泳 籃球	5 分鐘左右

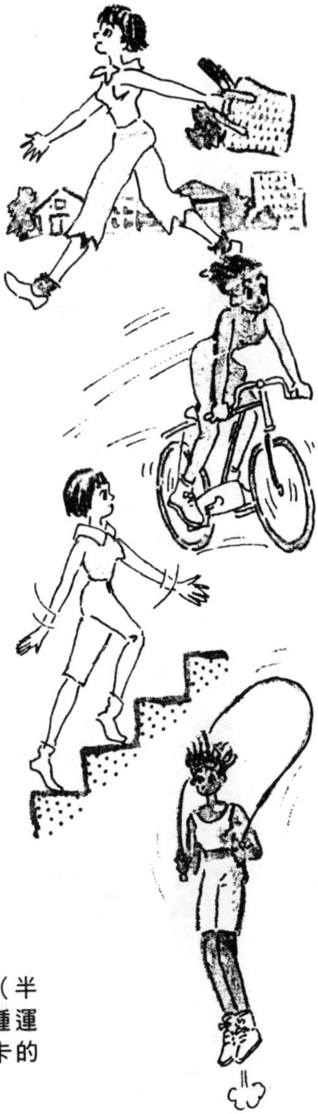

以上是可以消耗 80 大卡熱量（半碗飯）的運動量。搭配各種運動，一天可以消耗 300 大卡的熱量。

[運動和消耗熱量]

一邊做家事一邊塑身的方法

一石二鳥之效可以使身體苗條

家事非常多且不善於運動的人，可以一邊作料理或一邊打掃來塑身。

尤其是體重較重，動作遲鈍的人，更要經常活動身體，藉由做家事使身體變得苗條，具有一石二鳥的功效。

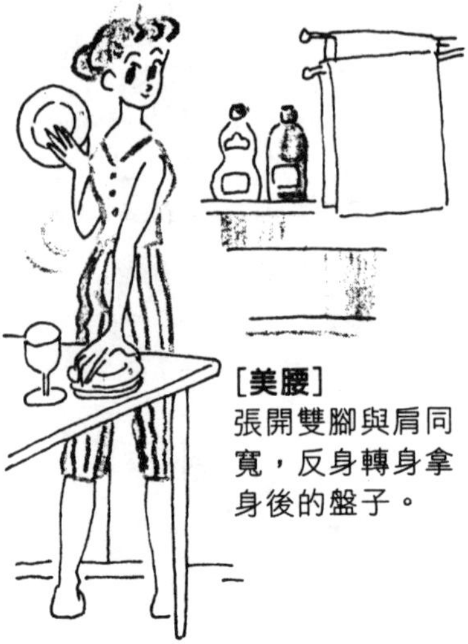

[美腰]
張開雙腳與肩同寬，反身轉身拿身後的盤子。

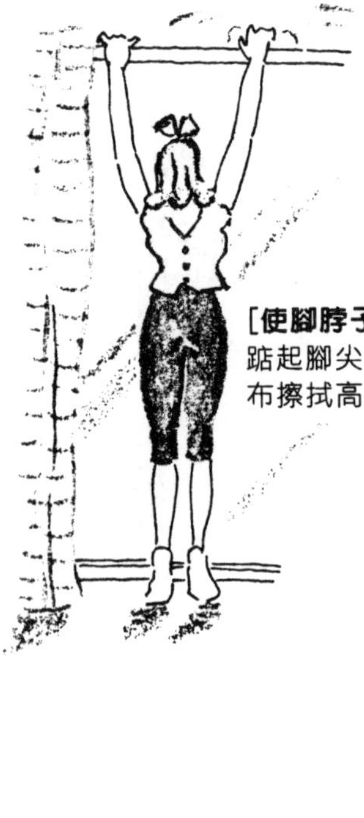

[使腳脖子變細]
踮起腳尖，用抹布擦拭高處

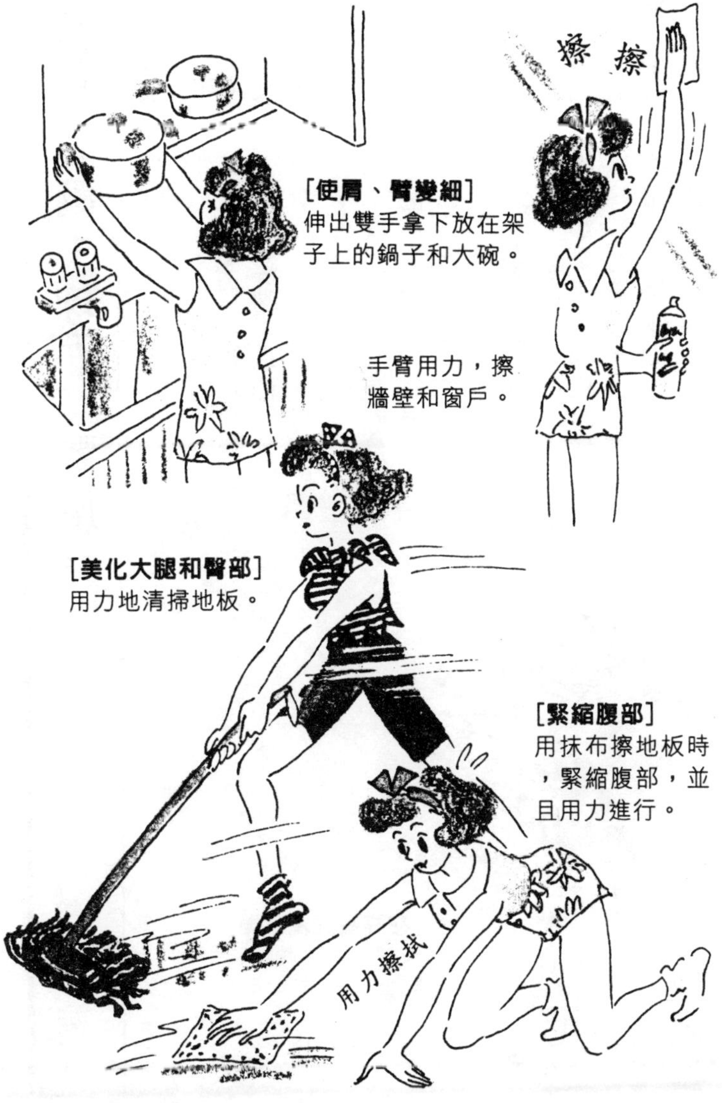
擦擦
[使肩、臂變細]
伸出雙手拿下放在架子上的鍋子和大碗。
手臂用力，擦牆壁和窗戶。
[美化大腿和臀部]
用力地清掃地板。
[緊縮腹部]
用抹布擦地板時，緊縮腹部，並且用力進行。
用力擦拭

藉著打高爾夫球而美麗瘦身

熱衷於揮桿

在高爾夫球練習場要確實地揮桿數次，練習肩部的回轉運動。這種運動可以使上半身變得柔軟，持續進行可以使腰部和腳產生緊繃感。

打高爾夫球本身並非消耗高熱量的運動，所以打全場高爾夫球的時候，最好不要慢慢走，而要快步走。

藉著喝水和烏龍茶來補充水分

高爾夫球場大都是空氣較佳的地方，所以具有舒展身心的作用，也可以消除運動不足的問題。不過運動以後，要注意不要飲用清涼飲料或啤酒，以及攝取高熱量的飲食。

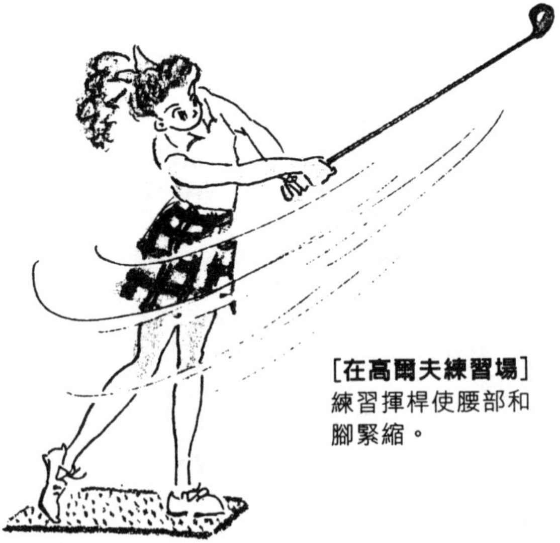

[在高爾夫練習場]
練習揮桿使腰部和腳緊縮。

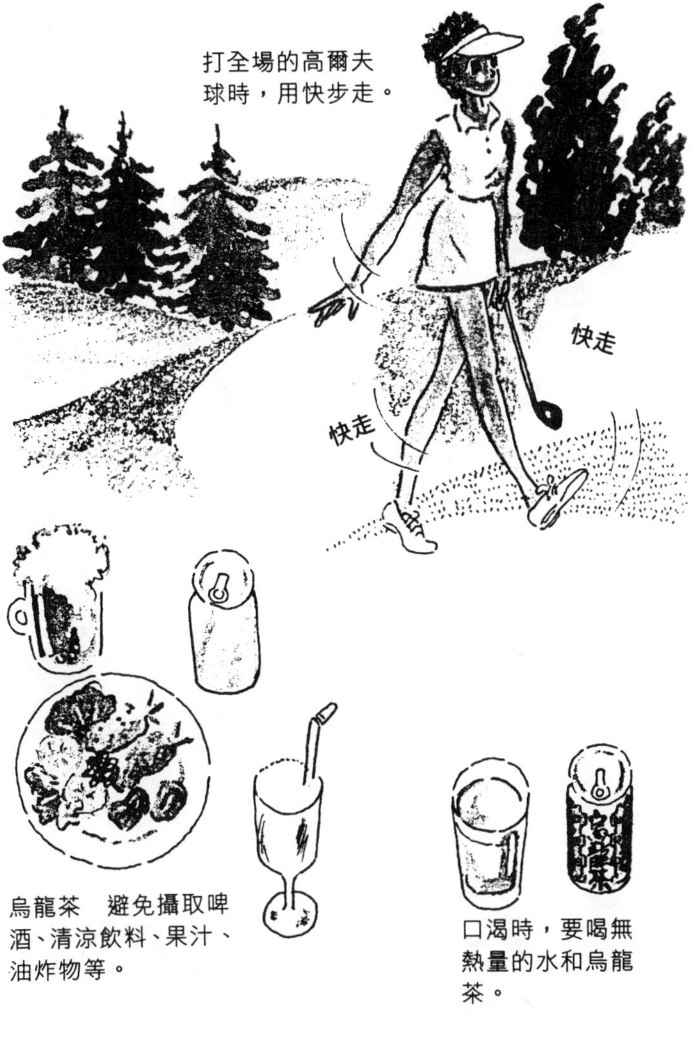
打全場的高爾夫
球時，用快步走。
快走
快走
烏龍茶　避免攝取啤
酒、清涼飲料、果汁、
油炸物等。
口渴時，要喝無
熱量的水和烏龍
茶。

[打高爾夫球時的心得]

可以在被窩中進行的塑身方法

使身體清醒的體操

早上時一睜開眼睛，有些人會無法馬上下床，這時可以嘗試在被窩中伸展身體。腳趾和手指都朝兩方伸展，然後再放鬆。反覆進行五～六次。

在被窩中做的腹肌、背肌運動

為了使身體復甦，可以把腳伸進被中，雙手抵在頭部後方做腹肌運動。此外，用雙腳撐起被子，不僅可以做腹肌運動，同時也可以緊縮大腿肌肉。

另外，趴著身體，想像有一重石壓在背部，然後挺起上身來，身體往後仰，進行背肌運動。這可以去除背部的贅肉。

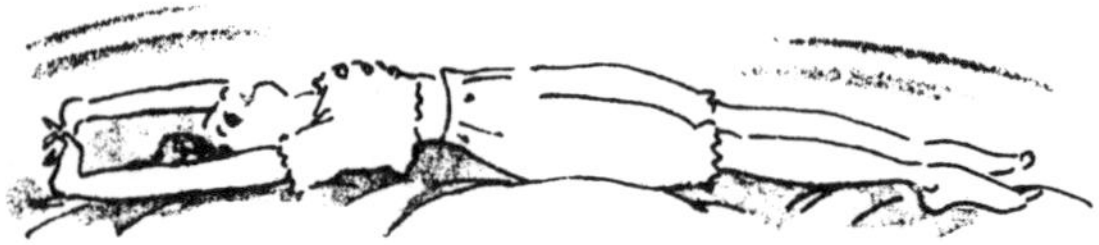

起床以前伸展全身，強化腹肌。

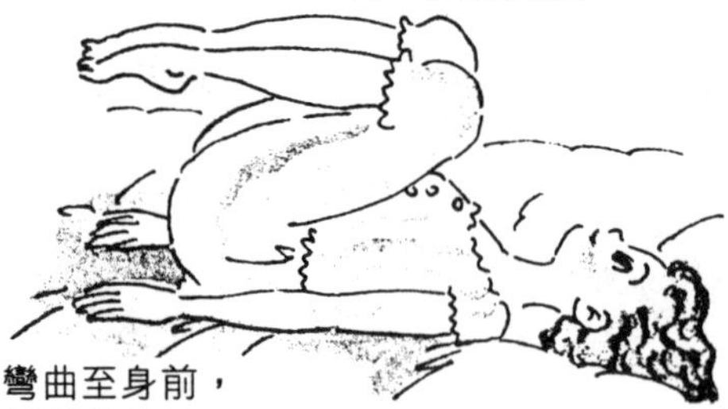

雙膝併攏，彎曲至身前，可以去除腹部的贅肉。

[早晨的體操]

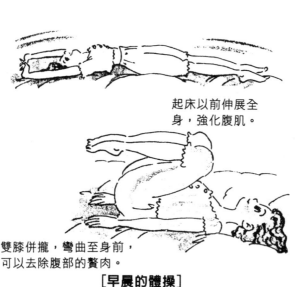

只把雙腳伸入被裡，
雙手置於頭部後方，
進行腹肌運動。

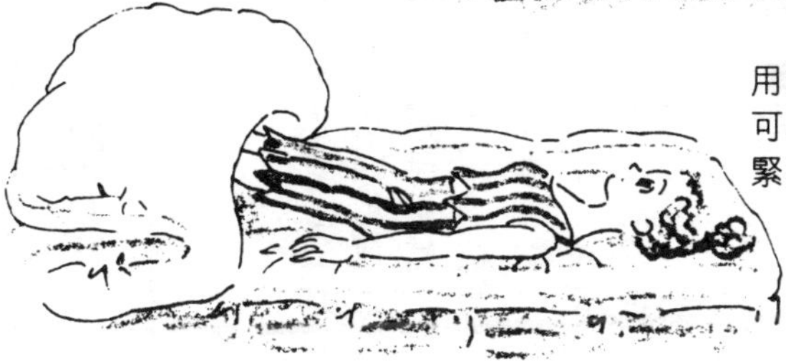

用雙腳頂起棉被，
可以使腹肌和大腿
緊縮。

坐在棉被上伸展
雙腳，進行扭轉
身體的運動，有
助於緊縮腰部。

用棉被壓著下肢，
上半身往後仰，進
行背肌運動，可以
使背部緊縮。

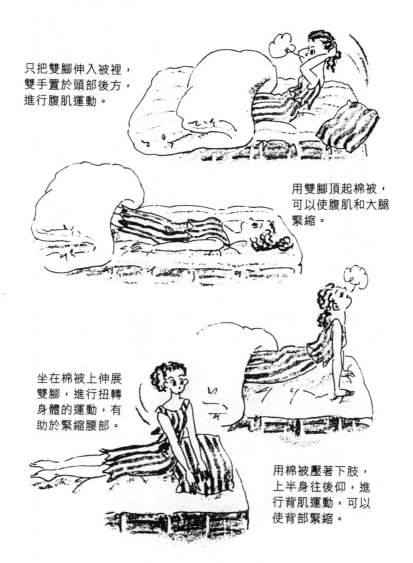

[在棉被中可以進行的體操]

去除肩臂贅肉的體操

消除肥胖的肩臂

穿著較單薄的衣服時，會感覺到肩、臂隆起的贅肉。這主要是因為運動不足所致。所以應該要開始嘗試做肩、臂的運動。雙手在背後握著，用力往後方撐，然後開始上下擺動。手要儘量伸直上抬至最大限界，然後再往下。反覆進行數次，可以消除肩、臂的脂肪。而且具有美胸效果。

適合穿無袖衣服的手臂

有苗條手臂的人才適合穿無袖的衣服。為了消除贅肉，可以伸展雙腳坐著，上半身往後倒。同時雙手臂的伸展與肩同寬。

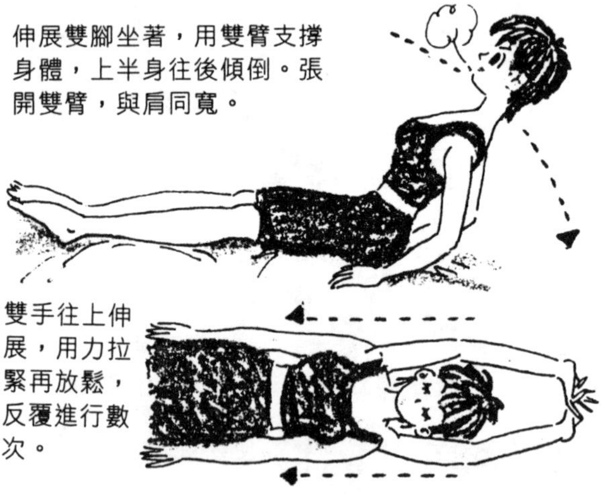

伸展雙腳坐著，用雙臂支撐身體，上半身往後傾倒。張開雙臂，與肩同寬。
雙手往上伸展，用力拉緊再放鬆，反覆進行數次。

[消除手臂的贅肉]

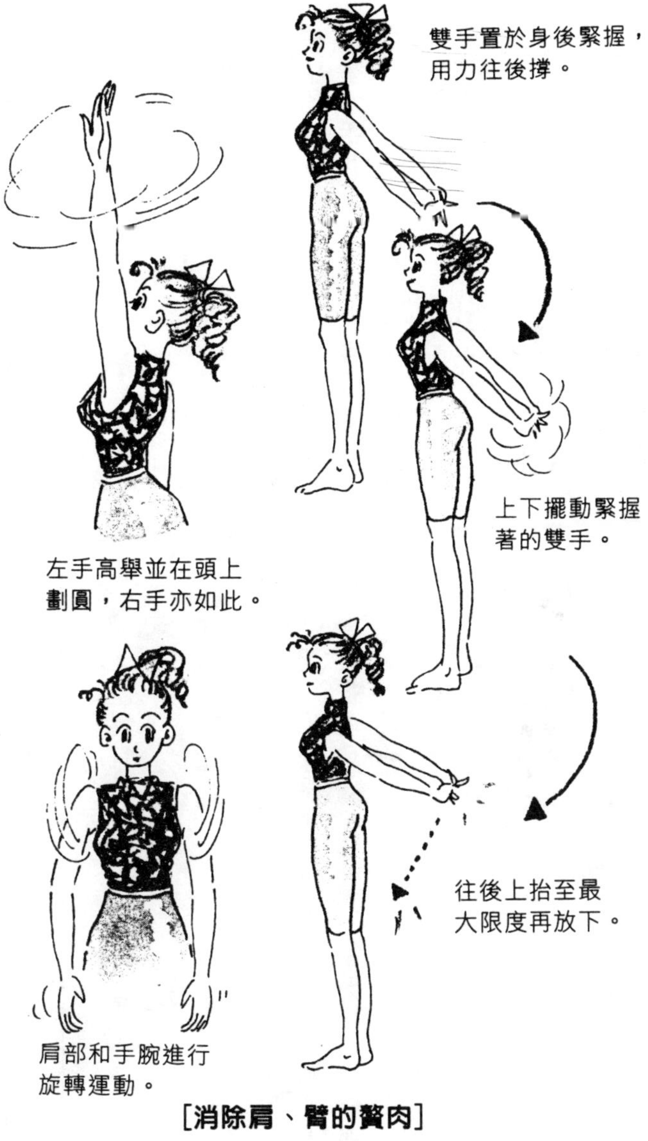
雙手置於身後緊握，
用力往後撐。
上下擺動緊握
著的雙手。
左手高舉並在頭上
劃圓，右手亦如此。
往後上抬至最
大限度再放下。
肩部和手腕進行
旋轉運動。

[消除肩、臂的贅肉]

使大腿臀部緊縮的體操

要使大腿緊縮

大腿和臀部是容易蓄積脂肪的部位。如果沒有下意識地運動，下半身會變得很沉重。在此介紹可以簡單的使大腿變瘦的運動。坐在椅子上伸直雙腳，使其呈水平狀態，然後慢慢地放下。坐著的時候，雙腳往前伸展，抬高離開地面十公分左右，並伸展腳尖，可以緊縮大腿。

使臀部提高

為了緊縮臀部的肌肉，這時要緊縮肛門，也要踮起腳尖才會有效。此外，雙手撐著地面，雙腳交互進行上抬的運動，也能夠提高臀部。

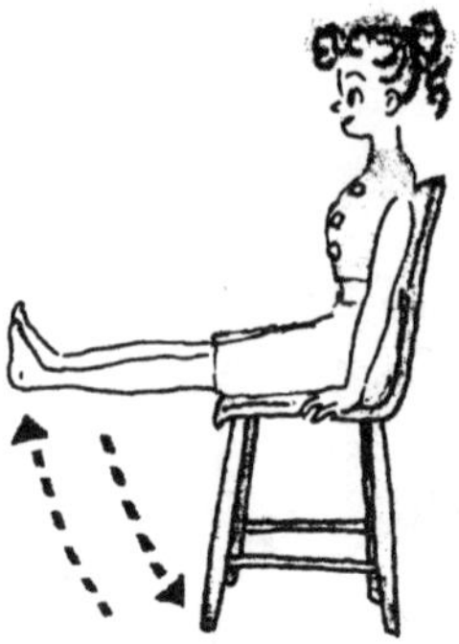

[使大腿變細]
雙腳呈水平伸直，慢慢地放下來。

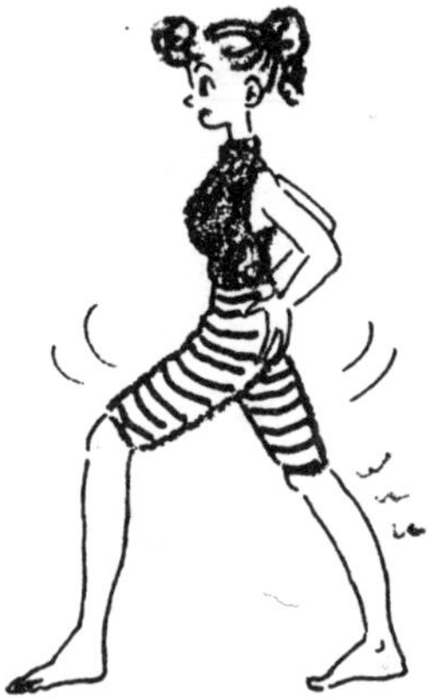

[大腿和臀部]
要緊縮大腿和臀部，阿基里斯腱的運動會很有效。

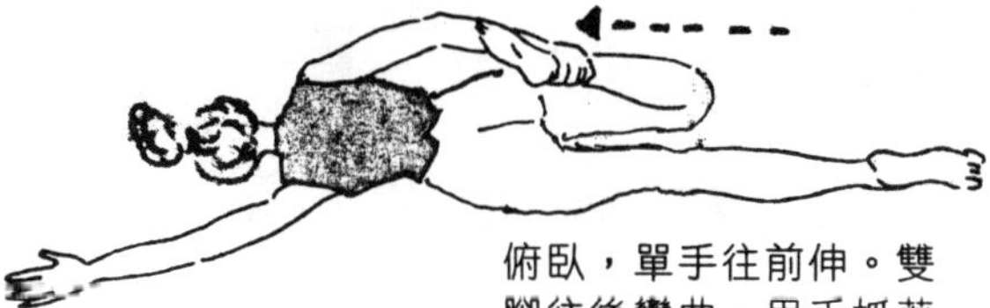

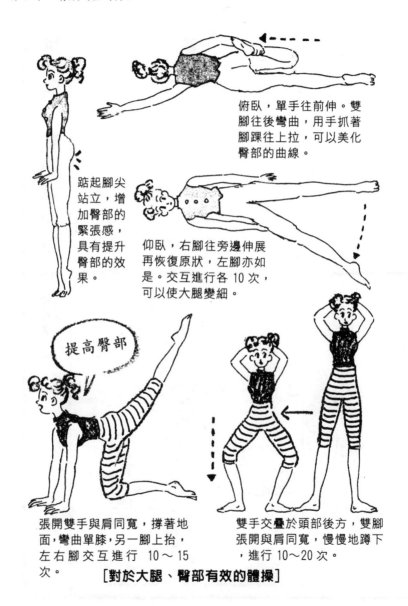

俯臥，單手往前伸。雙腳往後彎曲，用手抓著腳踝往上拉，可以美化臀部的曲線。

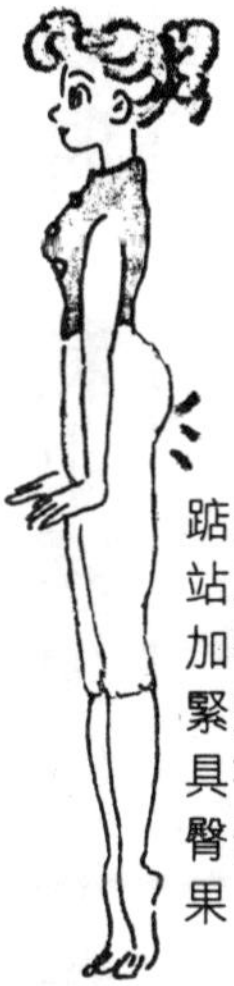

踮起腳尖站立，增加臀部的緊張感，具有提升臀部的效果。

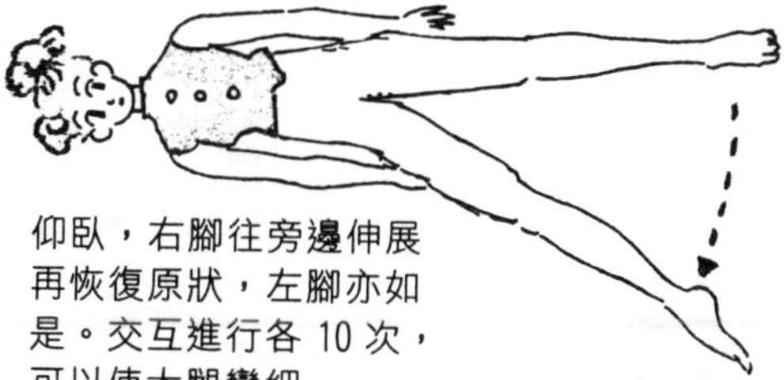

仰臥，右腳往旁邊伸展再恢復原狀，左腳亦如是。交互進行各 10 次，可以使大腿變細。

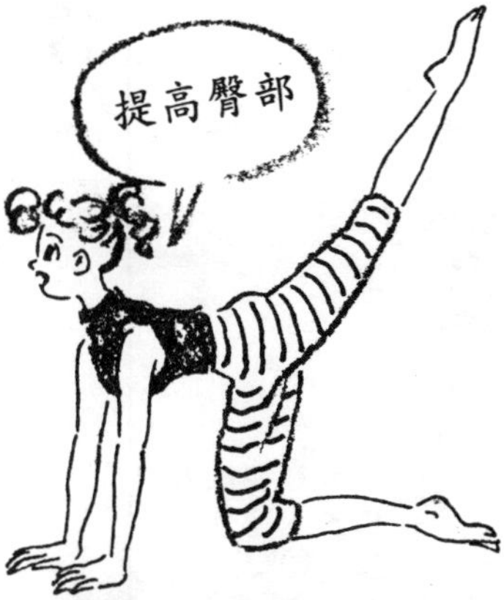

張開雙手與肩同寬，撐著地面，彎曲單膝，另一腳上抬，左右腳交互進行 10～15 次。

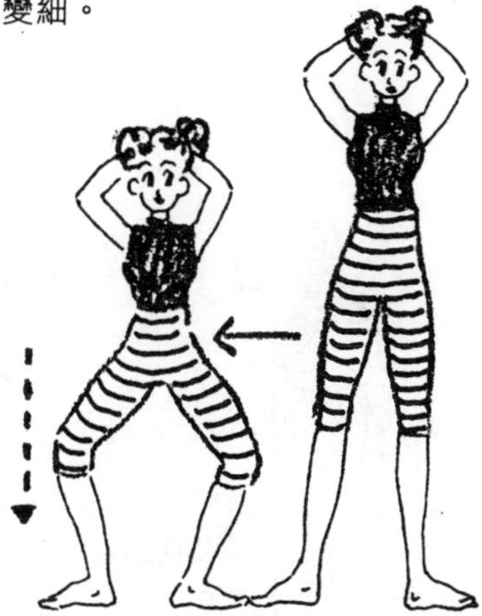

雙手交疊於頭部後方，雙腳張開與肩同寬，慢慢地蹲下，進行 10～20 次。

[對於大腿、臀部有效的體操]

使腳脖子和小腿變細的體操

充分利用僅有的機會

腳脖子和小腿都是很意外地會引起人注意的部位。

要使這些部位緊縮，並且擁有美麗的腳脖子，必須要進行腳脖子的旋轉運動。此外，脫鞋時腳尖也要做往上和往下彎曲的動作。

使小腿緊縮

乘坐電車時，抓著拉環踮起腳尖，可以使腳脖子和小腿緊縮。

在自宅中，仰躺抬高腰部，做踩腳踏車的動作。每天都做這動作，可以緊縮小腿，美化小腿部位。

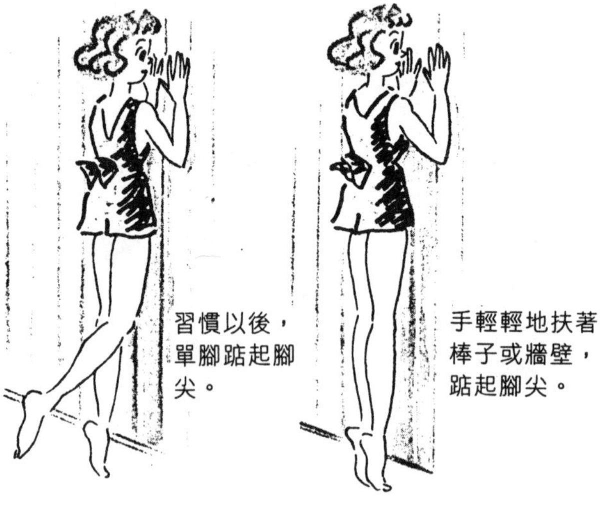
手輕輕地扶著棒子或牆壁，踮起腳尖。
習慣以後，單腳踮起腳尖。

[使小腿變細]

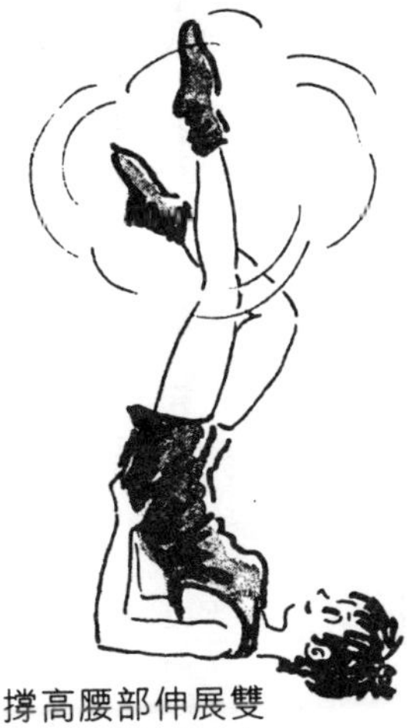

撐高腰部伸展雙腳，做騎腳踏車的動作 20 次。

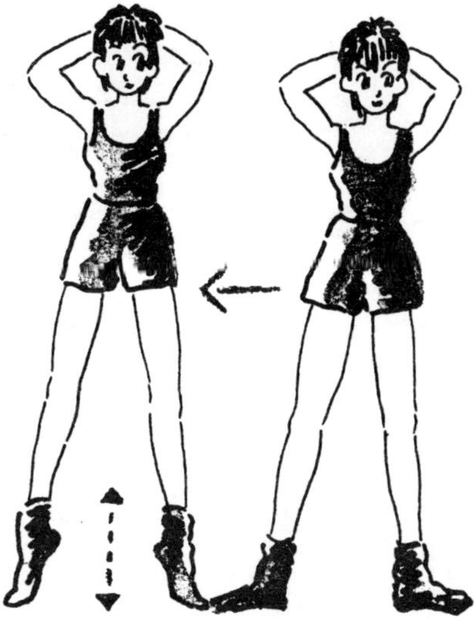

踮起腳尖再放下，進行 15～20 次。

雙腳張開與肩同寬，雙手交疊於頭後方。

仰臥，雙腳往上伸展並進行腳尖上彎的動作，做 25～30 次。

旋轉腳脖子 10～15 次。

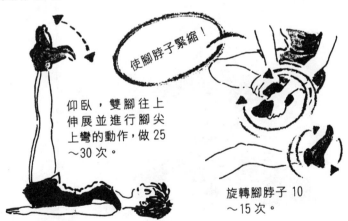

[使腳脖子、小腿變細的體操]

美胸體操

挺胸走路

人類的頭部很重，因此很自然地會有頭部前傾的體態，儘可能地挺胸走路，可以使身體的曲線更美。

社交舞可以矯正姿勢，讓人具有適度的緊張感，也具有美胸效果。

美胸運動

以打坐的姿態坐著，伸展背肌，雙手合十，置於胸前，雙手手肘向左右張開。

此外，雙手貼著腋部，把胸部往前擠壓也會很有效。

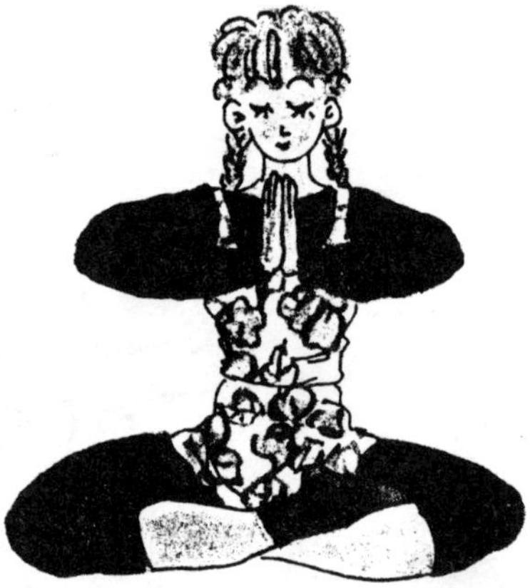

伸展背肌，雙手合十，
張開雙肘。

[使胸部堅挺]

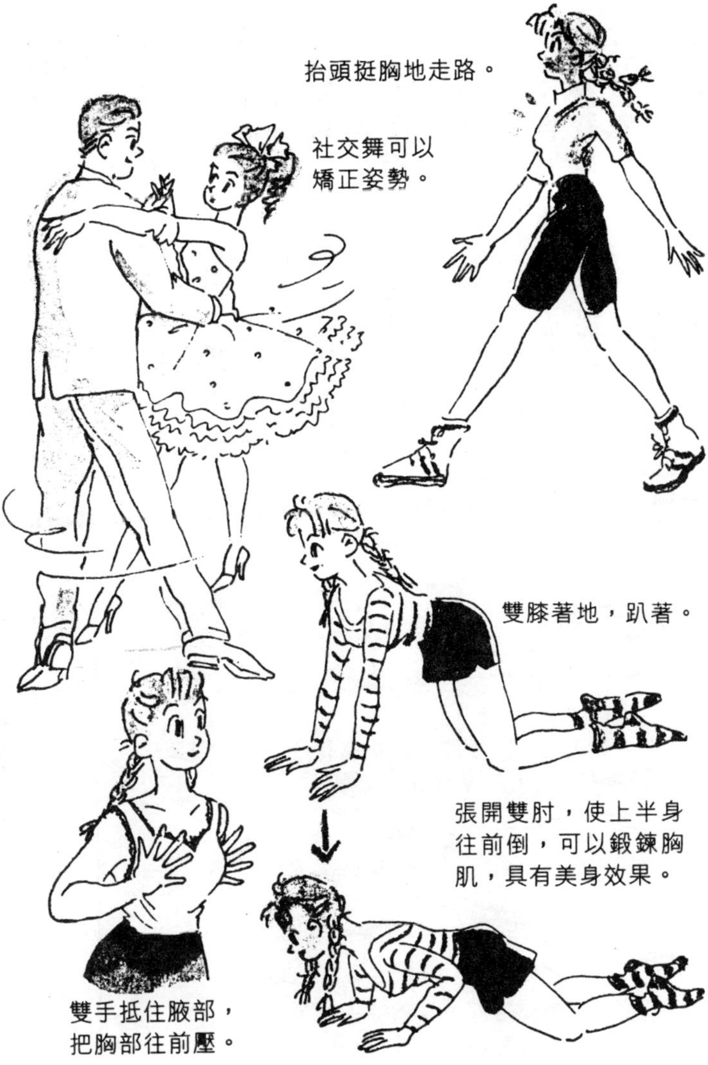
抬頭挺胸地走路。
社交舞可以
矯正姿勢。
雙膝著地，趴著。
張開雙肘，使上半身
往前倒，可以鍛鍊胸
肌，具有美身效果。
雙手抵住腋部，
把胸部往前壓。

[美化胸部曲線]

消除下腹部贅肉的腹肌運動

下腹部容易積存脂肪

只要一不小心就會積存了脂肪。尤其是腰部到下腹部，這部位是最容易積存脂肪的部位。不過可喜的是如果能夠持續運動，就能夠消除它的脂肪。

每天持續進行腹肌運動

腹肌運動是消除下腹部贅肉最有效的運動。首先仰臥，雙腳稍微離開地面以後，再開始運動。接著伸展雙腳，然後身體往前傾，雙手抓著腳尖；或是進行立起雙膝，仰躺，進行仰臥起坐的運動。可以依照自己的體力，每天持續地做運動，這一點很重要。

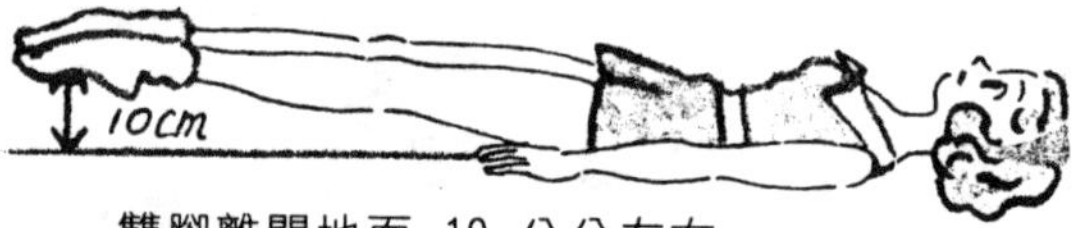

雙腳離開地面 10 公分左右，靜止 3～5 秒鐘。最初進行 5～10 次，再慢慢增加次數。

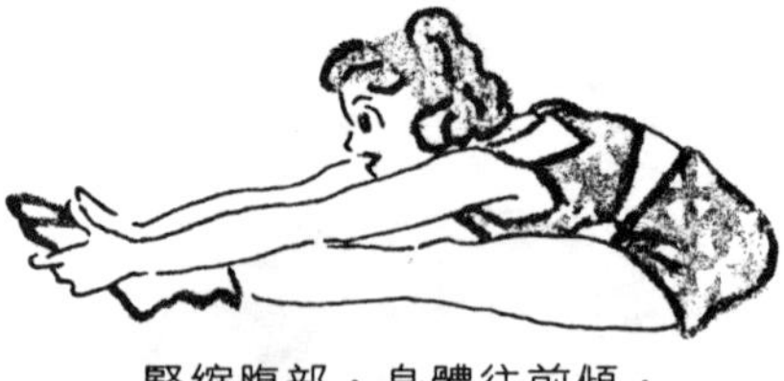

緊縮腹部，身體往前傾，抓住腳尖。

[有效的腹肌運動]

雙手交疊於頭下方，輕輕曲膝。

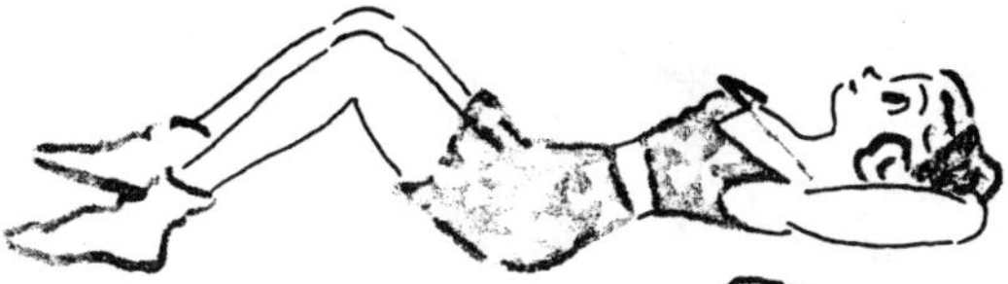

抬起上半身，做10～20次。習慣以後，可以一邊扭轉身體一邊起身。

仰臥，雙手置於頭下方，作雙腳的交叉運動。

腹式呼吸也有效

吸氣時要鼓起腹部，吐氣時要緊縮腹部，可以使腹部不容易蓄積脂肪。

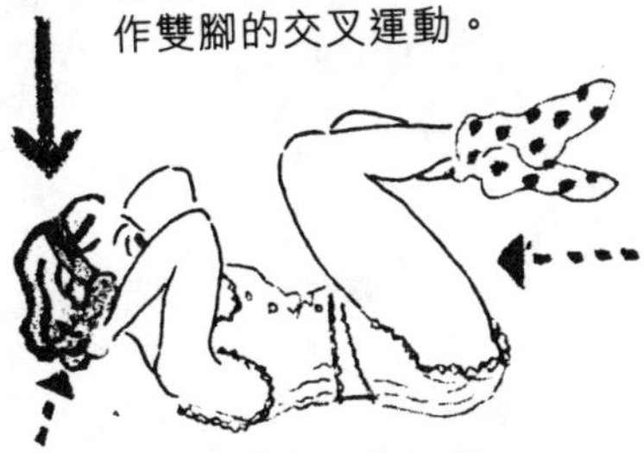

抬起頭部，盡量把雙膝湊近臉部，反覆進行 10 次。

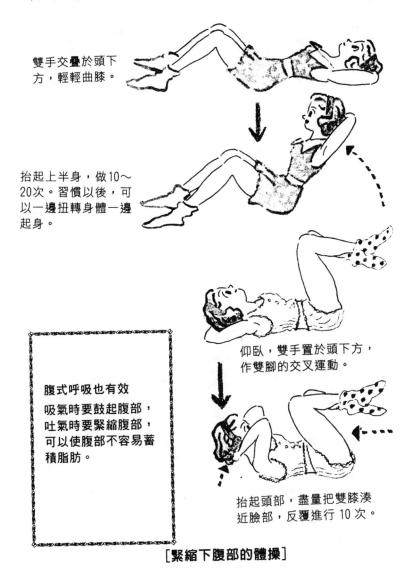

[緊縮下腹部的體操]

瘦腰體操

美腰

我們常會在不知不覺中發現腰圍增加了。要使腰圍緊縮，做腰部扭轉體操為第一重點。

先立起雙膝，坐著，然後雙手向左向右進行扭腰運動。此外，可以仰臥，立起雙膝，做雙膝的左右傾倒的扭腰動作也很有效。

使腹側苗條

要使腹側苗條，把雙手交疊於頭部上方，儘量往上方伸展。然後以這種姿態向左向右傾倒，扭轉腰部，這會具有美化腰部曲線的作用。

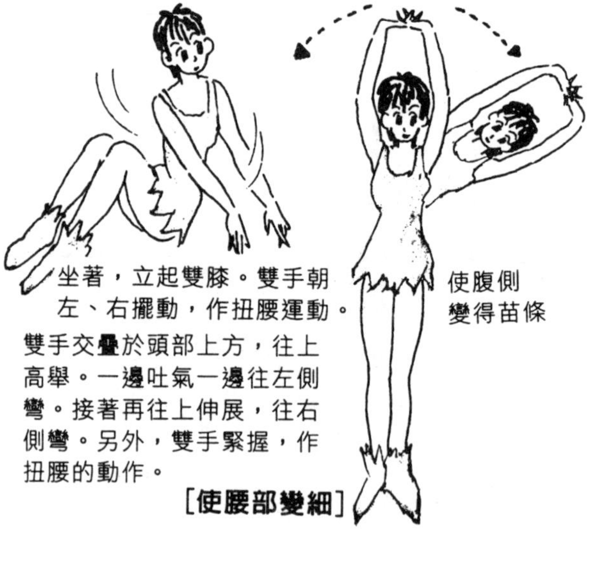

坐著，立起雙膝。雙手朝左、右擺動，作扭腰運動。

使腹側變得苗條

雙手交疊於頭部上方，往上高舉。一邊吐氣一邊往左側彎。接著再往上伸展，往右側彎。另外，雙手緊握，作扭腰的動作。

[使腰部變細]

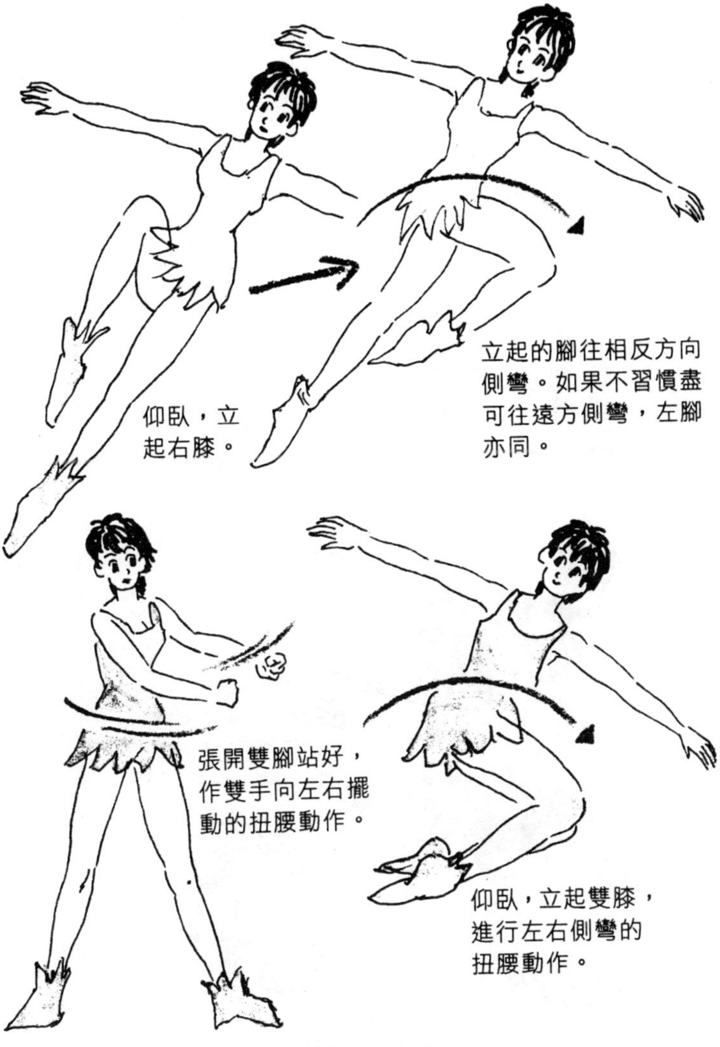
仰臥，立
起右膝。
立起的腳往相反方向
側彎。如果不習慣盡
可往遠方側彎，左腳
亦同。
張開雙腳站好，
作雙手向左右擺
動的扭腰動作。
仰臥，立起雙膝，
進行左右側彎的
扭腰動作。

[使腰部變細的體操]

美化背部曲線的體操

背部會透露年齡的秘密

年齡會從背部顯示出來，因此要儘早消除頸部後面、肩部、背部等不注意到的部位的贅肉。平常就注意到伸展背肌的姿勢。

鍛鍊背肌

要消除背部的贅肉，就必須鍛鍊背肌來保持美麗的曲線。雙手、雙膝置於地面，趴著，下顎往上抬，充分伸展背部。也可以利用等巴士或電車的時間，雙手握在身後，用力往後撐。雙腳張開，與肩同寬地站著。雙手握著置於頭上，作挺胸的動作也會很有效。

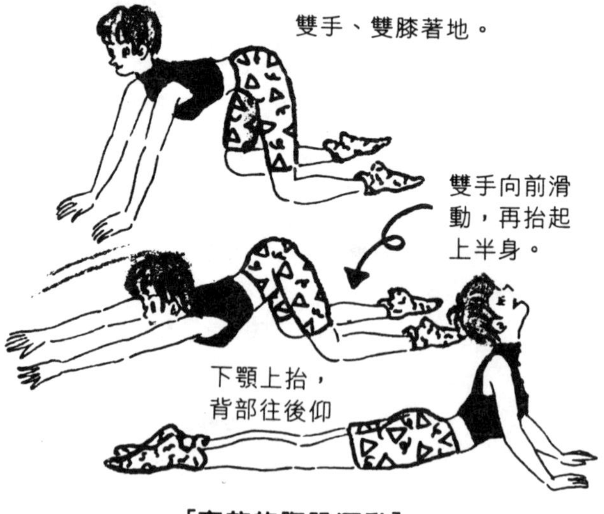
雙手、雙膝著地。
雙手向前滑動，再抬起上半身。
下顎上抬，背部往後仰

[有效的腹肌運動]

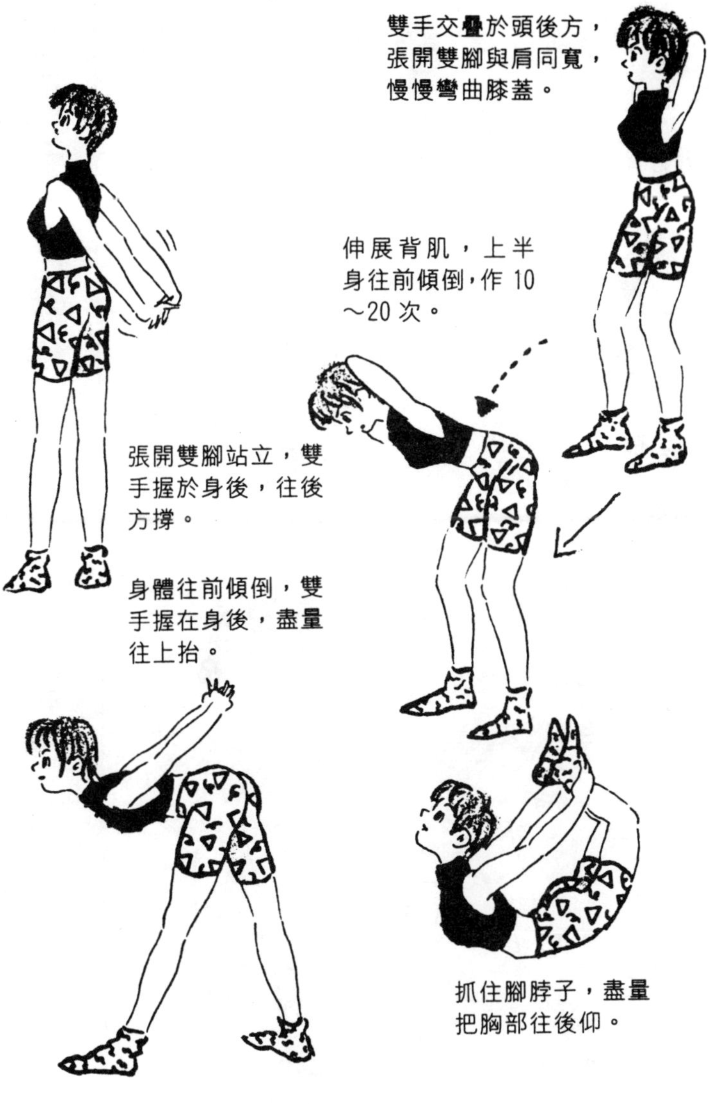
雙手交疊於頭後方，
張開雙腳與肩同寬，
慢慢彎曲膝蓋。
伸展背肌，上半
身往前傾倒，作 10
～20 次。
張開雙腳站立，雙
手握於身後，往後
方撐。
身體往前傾倒，雙
手握在身後，盡量
往上抬。
抓住腳脖子，盡量
把胸部往後仰。

「美化背部的體操」

整體塑身的體操

脂肪會像雪人一般增加

以前的裙子穿不下，上樓梯時氣喘如牛……，這時就可以知道身體開始堆積脂肪了，動作變得遲緩。脂肪有如雪人一般增加，所以必須開始進行美麗的瘦身。

整體塑身

容易蓄積脂肪的部位包括腹部、腰部、臀部、大腿、肩、臂等，要小心仔細地確認。不要懈怠地做體操來緊縮這些部位。

在此所介紹的體操，除了前文中所提到的臀部、大腿、腹部的緊縮體操之外，整體的緊縮體操也是不可忘卻的。

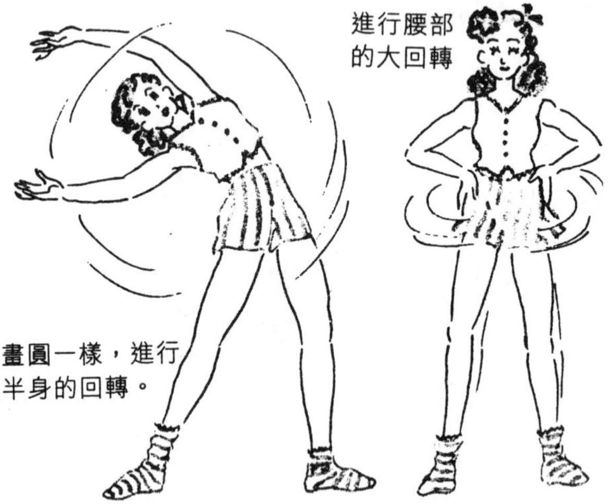
進行腰部的大回轉
像畫圓一樣，進行上半身的回轉。

[整體塑身的體操]

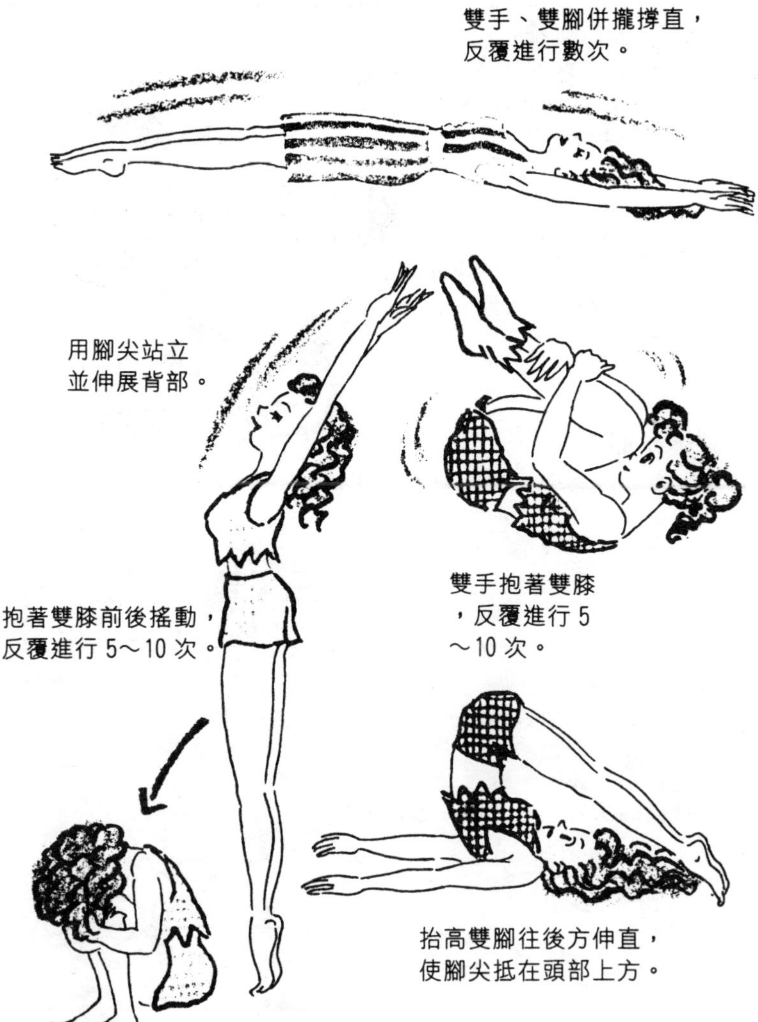
雙手、雙腳併攏撐直，
反覆進行數次。
用腳尖站立
並伸展背部。
雙手抱著雙膝
，反覆進行 5
～10 次。
抱著雙膝前後搖動，
反覆進行 5～10 次。
抬高雙腳往後方伸直，
使腳尖抵在頭部上方。

[整體塑身的體操]

手臂和腰的緊縮

雙手交疊於頭後方，身體朝左右傾倒。這種體操具有使手臂和腰部緊縮的效果。

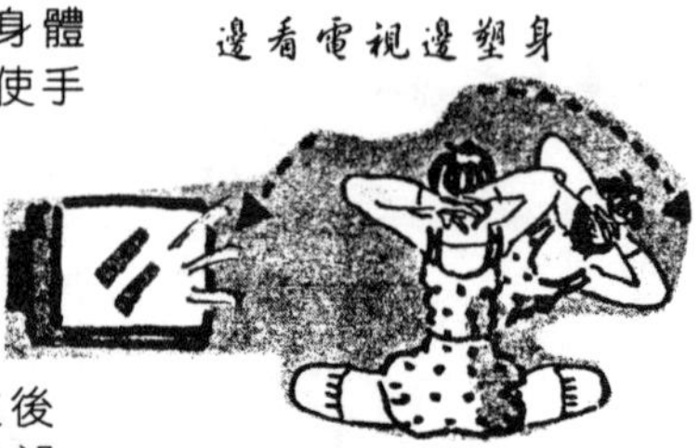

有提高臀部的效果

俯臥，上半身和雙腳往後抬高。這種體操具有提高臀部的效果。

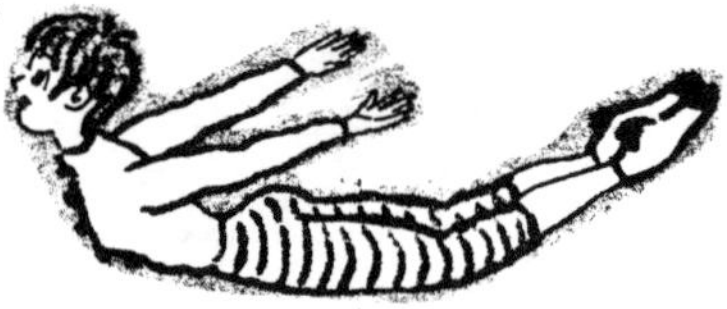

塑造頸部

首先慢慢地旋轉頭部，接著頭部朝左右側彎，然後再進行前後的彎曲。這體操可以消除頸部的贅肉。

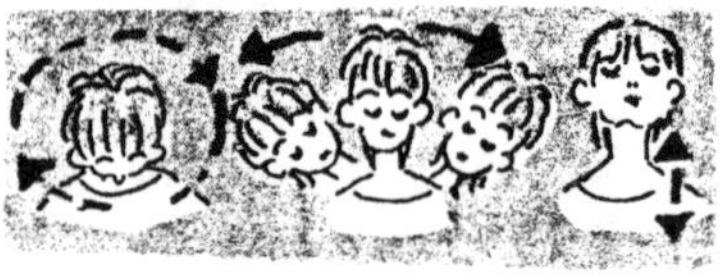

使大腿緊縮

手肘貼於地板側臥，單腳抬高，然後再慢慢地放下來又抬高。雙腳交互運作，進行15～20次。這種體操可以使大腿和腰部緊縮。

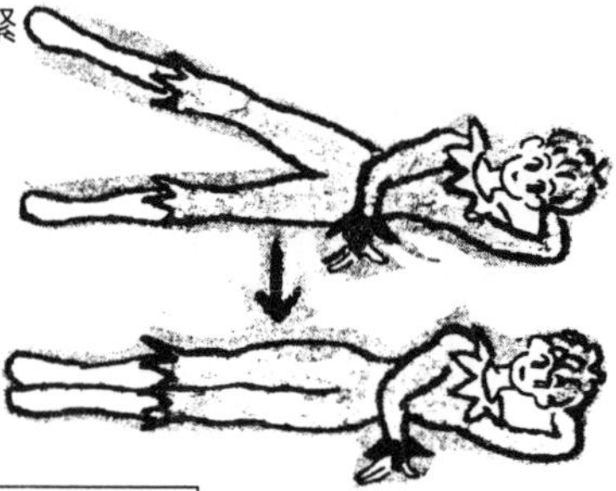

邊看電視
邊進行的 1
塑身體操

第6章

持之以恆節食必能成功

健康的三原則「快食、快便、快眠」

吃得快樂

健康的測試器為「快食、快便、快眠」，如果其中一項不順，即表示體調不良，以致無法發揮原有的體調。

關於快食這一項，如果最近覺得食慾不佳，就必須要考慮到每天的生活律動是否已經紊亂了。如果在日常生活中不養生，就會出現疲勞和食慾減退的情形。此外，精神壓力也會導致食慾不振。

覺得毫無食慾時，可以採用能夠增進食慾的香料來做料理，或使用醋、檸檬、柚、醋橘等酸味料理，來促進食慾。

運動不足時也不會餓，這時可以改變氣氛，散散步，不要使用交通工具或電梯，要多走路，便可以提高食慾。

對於便秘不可讓步

快食之後就是快便。一旦均衡的飲食生活崩潰，會很容易導致便秘。

為了消除便秘必須要吃早餐，要在一定的時間內確實攝取三餐，養成排便習慣。此外，早起和輕微的運動也會對於便秘有效。

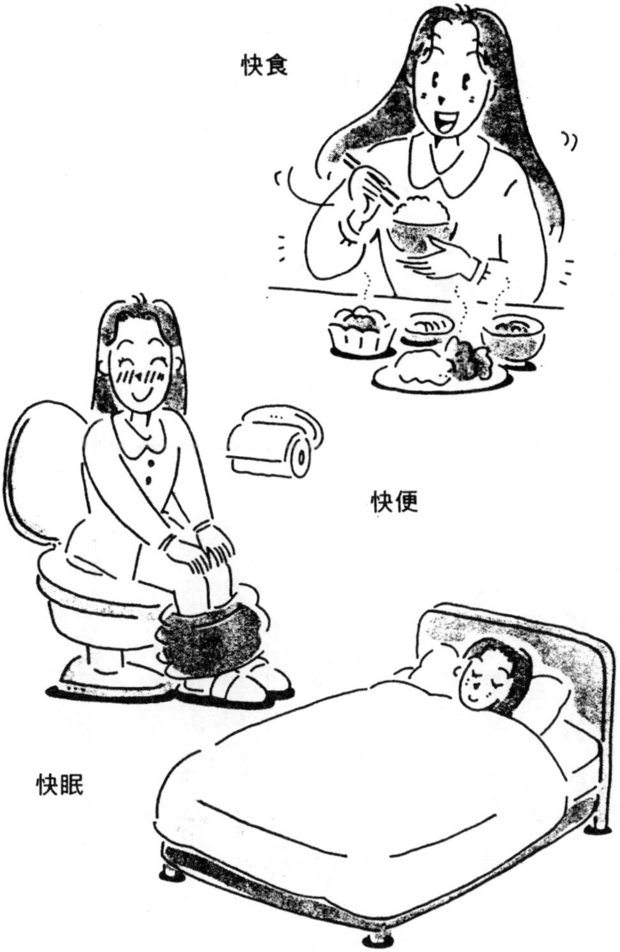

[健康的 3 大原則]

為了避免便秘

能夠消除便秘，最引人注目的是食物纖維。糙米、根菜類、芋頭類、蒟蒻、海藻類、菇類、水果等，都含有大量的食物纖維。

食物纖維能夠促進通便，效果不僅如此。還可以排除腸內多餘的能量，甚至可以防止膽固醇和血壓的上升，對於成人病的預防很有效。一般而言，胖的人容易便秘，大都是因為有偏食的習慣，蔬菜和芋頭類等食物纖維較少的緣故。

一天要攝取二十公克以上的食物纖維。每餐的飲食以攝取七公克為標準。

每天一次的快便就可以了解到所攝取的食物纖維是否足夠。如果好幾天都不排便，肚子膨脹深感痛苦，是一種危險訊號。這些人要注意製作含有食物纖維的菜單。

利用香味來安定神經

充分地睡眠之後，一天就能快適地生活，如果因為某種原因而妨礙睡眠，身體便會變得沉重。做家事或工作時會喪失集中力，變得情緒低落。

快眠是生活順暢的重要因素。睡眠狀態不佳的人會變得焦慮，這時要先製作含有充分鈣質的菜單，有助於安定神經。白天時要活動身體，讓自己產生輕微的疲勞感，會更加容易入眠。

也可以利用香味的方法。用有花香味的沐浴劑好好地泡澡，或使用花草枕頭來睡覺，可以放鬆身心。選擇不會刺激肌膚的寢具和加厚的窗簾，這都是很好的方法。

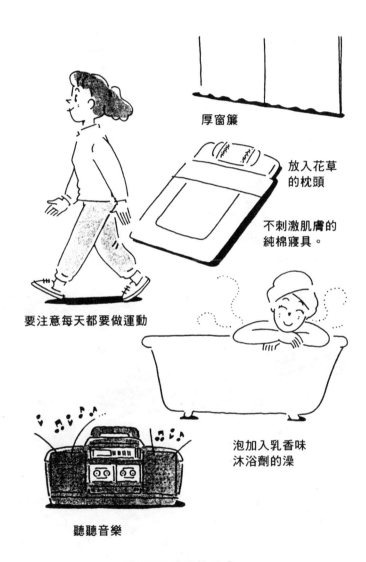

[快速入眠的條件]

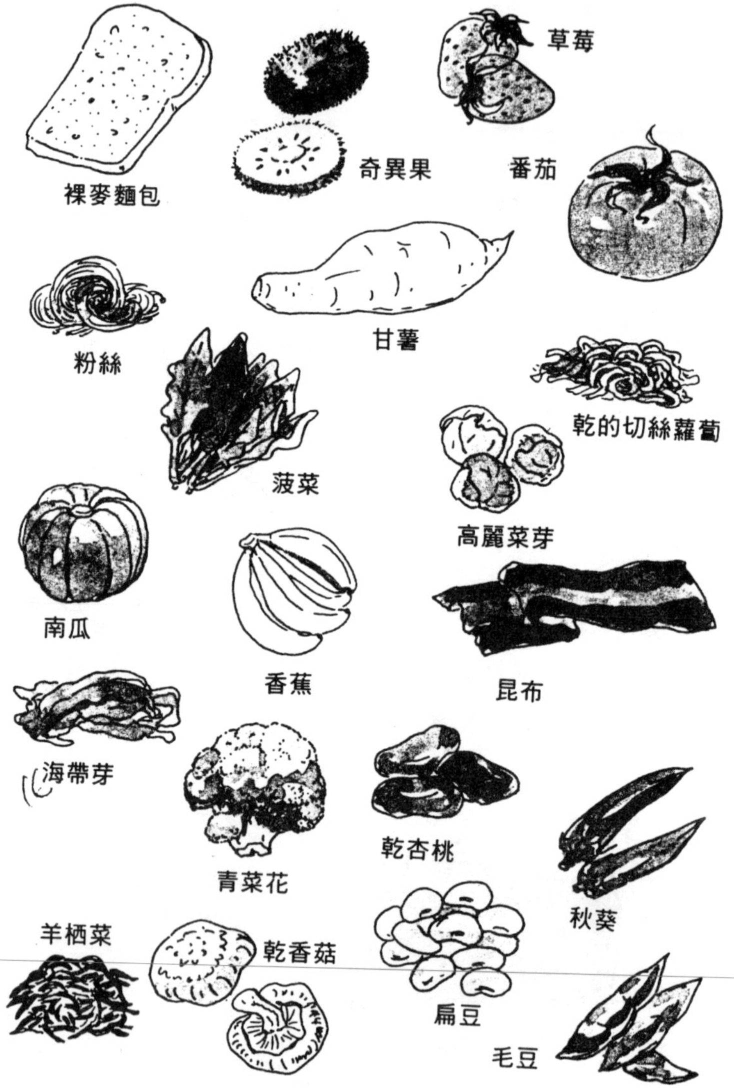

[含有大量食物纖維的食品]

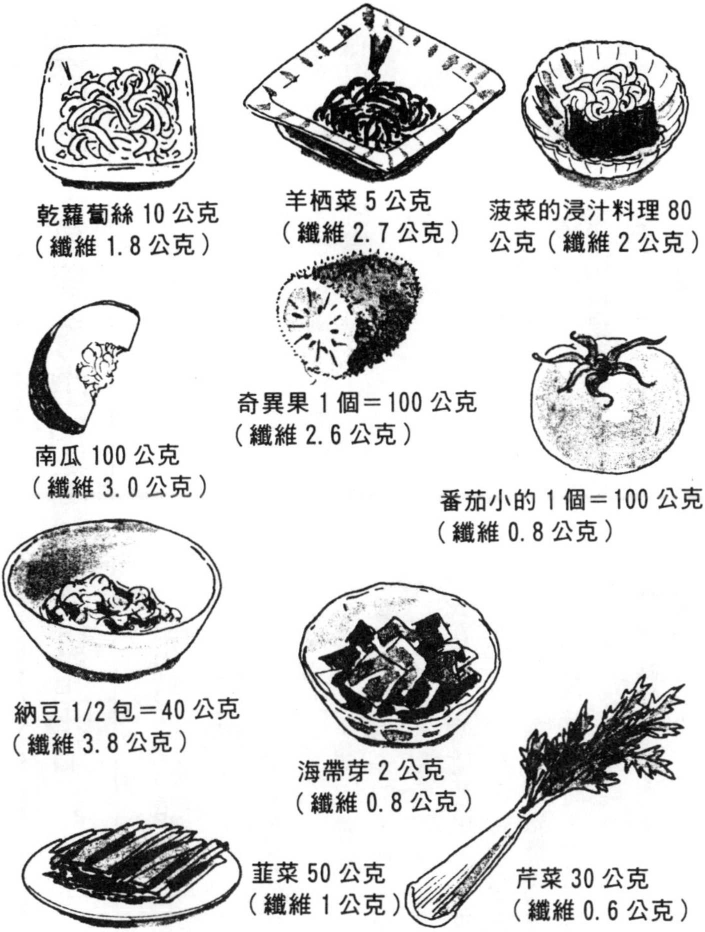
乾蘿蔔絲 10 公克
（纖維 1.8 公克）
羊栖菜 5 公克
（纖維 2.7 公克）
菠菜的浸汁料理 80
公克（纖維 2 公克）
奇異果 1 個＝100 公克
（纖維 2.6 公克）
南瓜 100 公克
（纖維 3.0 公克）
番茄小的 1 個＝100 公克
（纖維 0.8 公克）
納豆 1/2 包＝40 公克
（纖維 3.8 公克）
海帶芽 2 公克
（纖維 0.8 公克）
韮菜 50 公克
（纖維 1 公克）
芹菜 30 公克
（纖維 0.6 公克）

為了要攝取較多的食物纖維，不要只吃
一種蔬菜，要積極地攝取多種蔬菜。

[1 天攝取 20 公克食物纖維的標準]

美麗的節食瘦身由均衡的飲食開始

補充容易缺乏的食物

肥胖大都是因為營養失調所致。不要只吃自己喜歡的食品，也吃各種食品是很重要的。不過要均衡地攝取各種食物很困難，可以在飲食生活中利用以下的方法。

先確認飲食，先觀察自己平常吃的是甚麼食物，就可以了解到缺乏何種食品。大多數的人都較少攝取蔬菜、芋頭類、海藻類、乳製品等。

此外，也列舉出自己不喜歡的食物。這些不喜歡的食物就是平時缺乏的食品。換言之，要先攝取這些不足的食品。

利用蔬菜的顏色來調整飲食

所謂均衡的飲食，即「蔬菜為肉的三倍」，不要只吃相同種類的食物，否則會變成偏食。

因此，要考慮飲食的顏色。白菜和蘿蔔是「白」的，菠菜和青椒是「綠」的，胡蘿蔔和番茄是「紅」的，菇類和蒟蒻是「咖啡色」的。就像服飾一樣，要靈巧地使用各種顏色來調整，使自己的飲食均衡，這是最重要的。

製作菜單時，可以自問「今天還有甚麼食物沒吃呢？」、「這二～三天有哪些食物沒吃呢？」很自然地就能夠使自己的菜單富於變化，使飲食生活更充實。

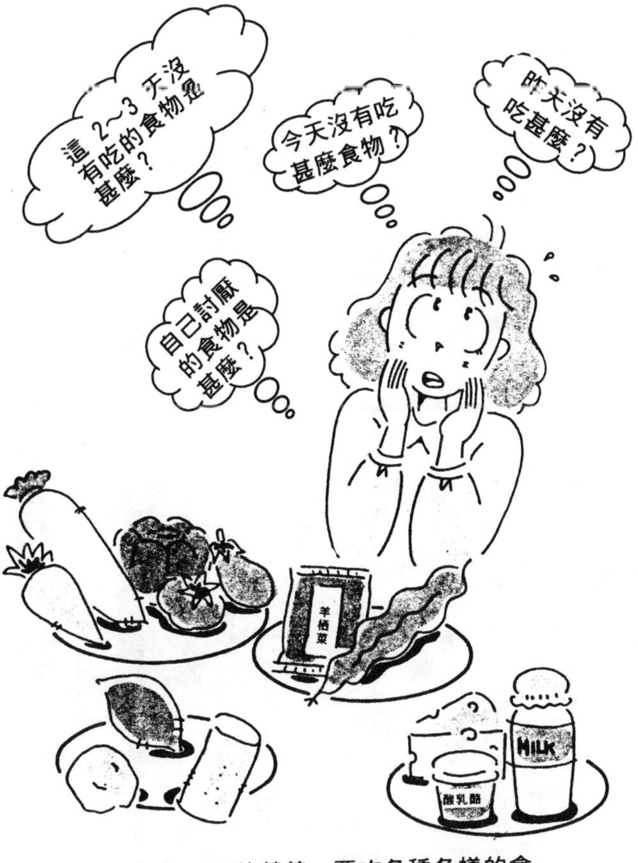
這 2~3 天沒
有吃的食物是
甚麼？
今天沒有吃
甚麼食物？
昨天沒有
吃甚麼？
自己討厭
的食物是
甚麼？
羊栖菜
MILK
酸乳酪

為了攝取均衡的營養，要吃各種各樣的食品。最好是補充平常較容易缺乏的食品。

[攝取均衡的飲食]

相同的素材也可以製造出有變化的菜單

靈巧應用調味

如果經常吃相同的食物，就會攝取到相同的營養。這是導致營養偏差，發胖的原因，會變得容易疲勞和有精神壓力。

要製作富於變化的菜單，可以使用富於變化的調味。例如：烤魚時可以使用檸檬或橙子醋來變化風味，促進食慾。此外，咖哩粉、辣椒等香辛料，以及蘘荷、紫蘇、芹菜、鴨兒芹、胡蔥等富有香味的蔬菜，也可以增加料理風味，這也是非常好的方法。調味方面，不要一直使用醬油或鹽，也可以利用味噌、番茄醬等，使料理更富於變化。

富有挑戰精神來作料理

不要常吃相同的食物，作料理時要富有挑戰精神是很重要的。以一個高麗菜為例，其靈巧的使用方法如下：

- 水煮後，淋上橙子醋醬油來吃。
- 捲成高麗菜捲，用水煮。
- 加上鹽漬鮭魚來蒸食。
- 作成醬菜。
- 切絲，然後加醋來吃。
- 作成德國風味的酸菜。

除此以外，還可以應用各種料理方法。相同的素材應用香辛料和調味料，可以製作成各種富於變化的料理。享受製作料理的樂趣，是長期節食瘦身的秘訣。

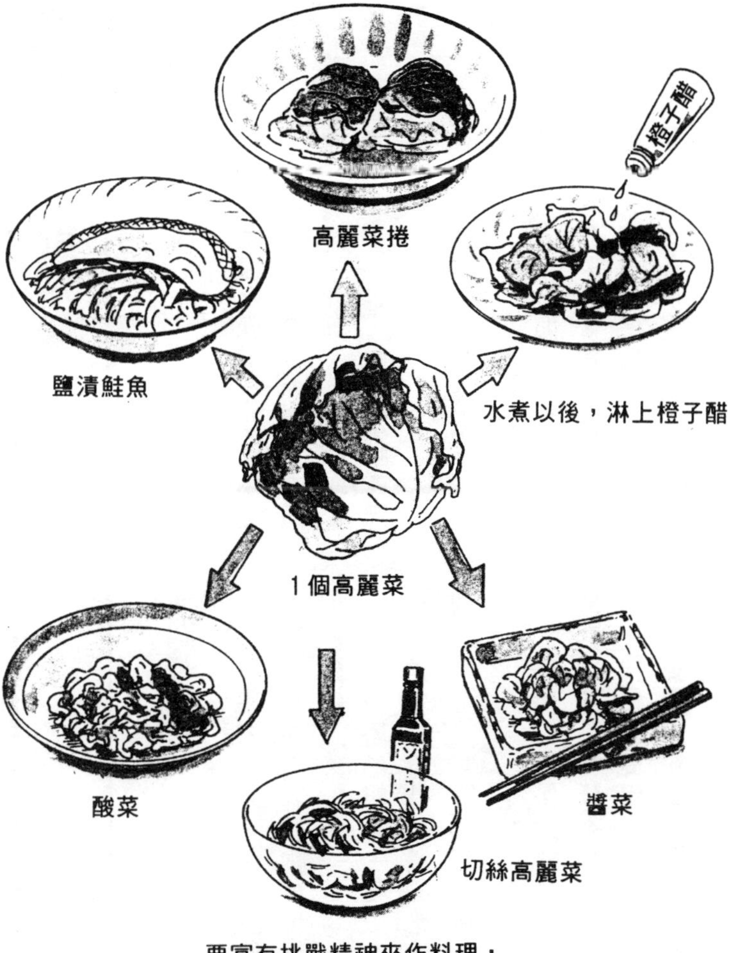

要富有挑戰精神來作料理，
製作出富於變化的菜單。

[製作出富於變化的菜單]

整腸使腹部清暢

使腹部清爽

有些人一開始節食就很容易便秘。

這些人是一天必要的能量攝取不足，想要藉著減食來瘦身。此外，蔬菜攝取量較少，食物纖維會不足，腸的蠕動會遲鈍，而導致便秘。

要消除便秘，必須大量攝取蔬菜、海藻、蒟蒻等。

早起時，馬上喝冷開水或牛奶，或是吃棗子，都具有防止便秘的效果。

缺乏運動也會導致便秘，尤其終日都坐著工作的人，必須定期地運動。養成上廁所的習慣是很重要的。

清腸

使腸內清爽，保持酸性是很重要的。乳酸菌是有益腸內的菌，能夠增加腸內的酸性。

排泄不順暢時，肚子會發漲，腸內會呈鹼性。這時身體的維他命與礦物質吸收不良，如果再吸收熱量就導致肥胖。

要使腸內保持酸性，就必須注意攝取食物纖維和酸乳酪。

快便是健康的象徵。如果排便不順暢。要確認在飲食上是否不足或缺乏運動。

為了使腸呈酸性，必須要攝取使用食物纖維、酸乳酪、醋作的料理。有助於使腸內有益的乳酸菌增加，使排便順暢。

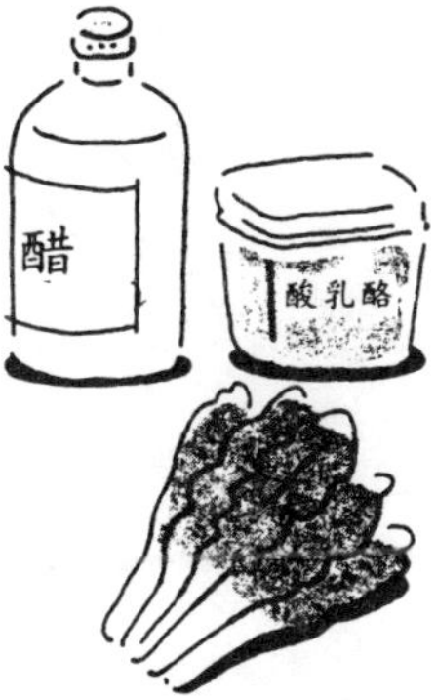

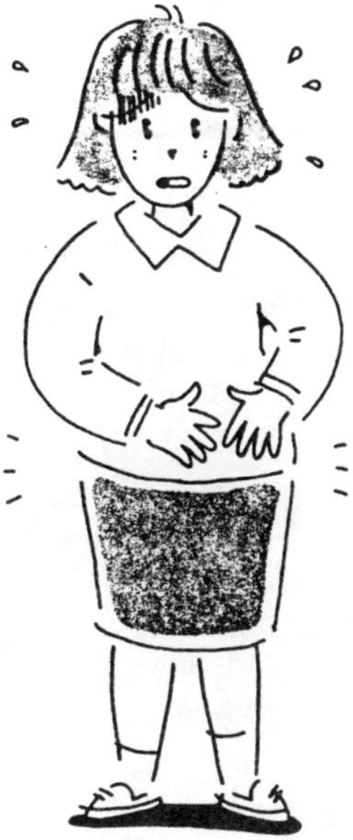

有時候肚子會發漲，這時表示維他命、礦物質的吸收不良（營養失調的狀態）。如果再吸收熱量，會成為導致肥胖的原因。

[腸內呈酸性或鹹性會有此差異]

不吃早餐是節食的大敵

養成吃早餐的習慣

要先確認自己是否有吃早餐的習慣。

前一天晚上吃得較晚，隔天早上就會沒有食慾，因此就不吃了。你是否有這種情形呢？

不吃早餐的生活是值得考慮的。

有時候，在電車上有年輕女性突然昏倒、貧血、不適……，大都是因為不吃早餐所致。

三餐的飲食是生活的基本，在這其中尤以早餐為一天的開始，是重要的活力來源。所以要先養成吃早餐的習慣。

不吃早餐導致肥胖

有些人相信不吃早餐是節食瘦身的捷徑，只吃午餐和晚餐，結果反而造成容易肥胖的體質。

為甚麼會這樣呢？如果不吃早餐，晚餐時間是九點鐘進餐，那麼這之間的相隔時間為十五個小時。當人體沒有攝取食物的時候，會把之前攝取的食物變成脂肪積存下來。此外，用餐次數減少成二餐，腸胃的消化吸收功效會更好，這也是導致肥胖的原因。有些人為了節食瘦身，食量不變，不過用餐次數增加，認為這樣反而不容易肥胖。如果分成太多次，會使人無法感到滿足感，三～四次是最具效果的。

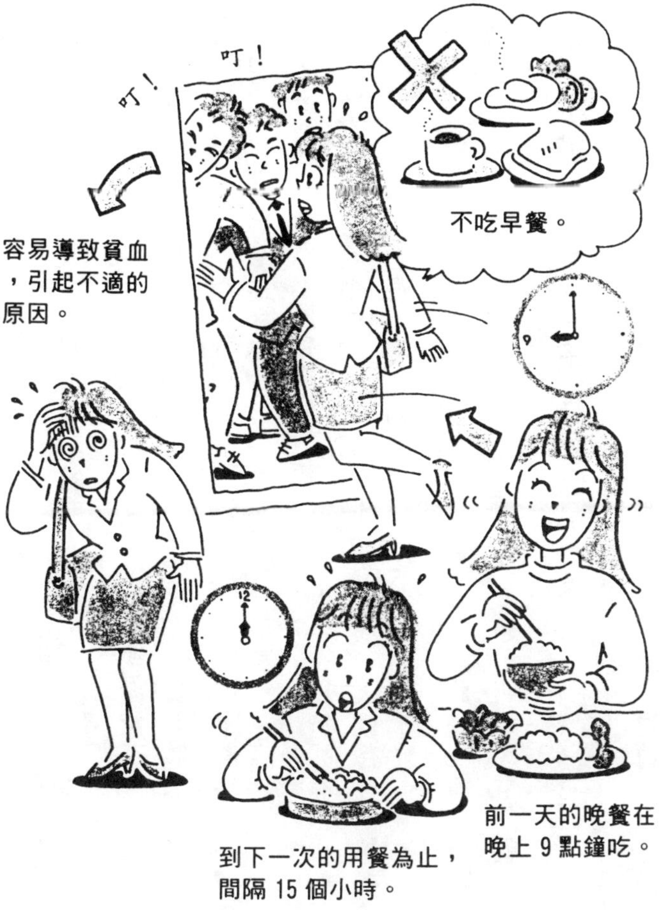
叮！
叮！
不吃早餐。
容易導致貧血，引起不適的原因。
前一天的晚餐在晚上 9 點鐘吃。
到下一次的用餐為止，間隔 15 個小時。

相撲大力士 1 天只吃 2 餐。用餐次數減少會蓄積脂肪，消化吸收狀況也會不佳，而導致肥胖。

[不吃早餐會導致肥胖]

靈巧攝取早餐

不吃早餐的人或不習慣吃早餐的人，必須重新評估自己的生活。

吃過宵夜的人馬上上床睡覺，早上起來還會覺得很飽，所以會吃不下早餐。反之，如果睡覺時稍微空腹，早上時很容易清醒，自然地就會攝取早餐。

沒有吃早餐習慣的人，一開始時便要吃完全的早餐是很不容易的。這時，可以從簡單的飲食如吐司或溫的牛奶、咖啡，或是餅乾、牛奶、香蕉等開始。

前一天就調理好或使用保存食品

要養成吃早餐的習慣，也必須要考慮到營養均衡的問題。

如果是採用和式早餐，可以靈巧地搭配飯、味噌湯、烤魚、水果、牛奶等。

吃不下早餐的時候，可以使用一個湯塊煮蔬菜湯，用鹽、胡椒調味，再打入一個蛋來吃。

如果有冷飯，可以趁洗臉時煮成牛奶粥。

由於只有很少的時間來製作早餐，前一天就想好簡單的菜單，事前買好材料是重點。

此外，前一天晚上就把蔬菜用水煮過，切好，事前就調理過。準備好隔天早餐一半的料理。

休假時，可以製作金平牛蒡、泡菜、醋漬蓮藕、豆等保存食品，也可以用來當早餐，增加菜色。

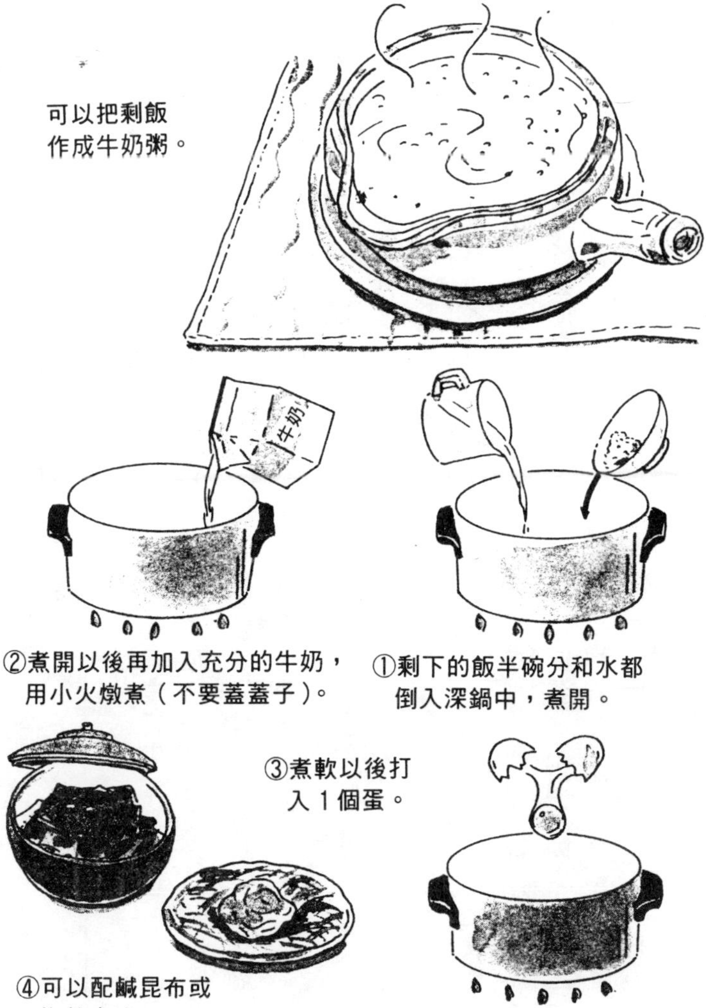
可以把剩飯
作成牛奶粥。
牛奶
②煮開以後再加入充分的牛奶，
用小火燉煮（不要蓋蓋子）。
①剩下的飯半碗分和水都
倒入深鍋中，煮開。
③煮軟以後打
入1個蛋。
④可以配鹹昆布或
梅乾來吃。

[簡單的早餐料理]

兩餐之間大約間隔六小時為準

兩餐之間間隔太長的理由

身體的能量來自碳水化合物和脂肪，依序地消耗。如果二餐之間的間隔太短，則碳水化合物消耗以前就開始攝食，會導致脂肪蓄積，形成皮下脂肪。

為了防止出現這種情形，二餐之間最好是間隔六個小時以上，為主要條件。換言之，間隔越長，脂肪的燃燒越順暢。二餐之間所吃的甜食是屬於低熱量食品，也會在脂肪燃燒時消耗掉。

使脂肪容易大量燃燒

二餐之間要能夠大量燃燒脂肪，可以做家事或工作，儘量活動身體。以步行來取代乘電梯或乘車，是燃燒脂肪的秘訣。換言之，超越飯後的空腹時間，是順利節食的重點。

養成充分攝食的習慣

如果經常喝茶，吃點心，一感覺疲勞就吃一塊巧克力，嘴巴常動個不停，要求這種人二餐之間間隔六小時，實在非常困難。不過間隔六小時之間不吃任何東西，要注意到均衡的飲食，就不需要吃零食了。此外，因為有了間隔時間，用餐時會覺得很美味。

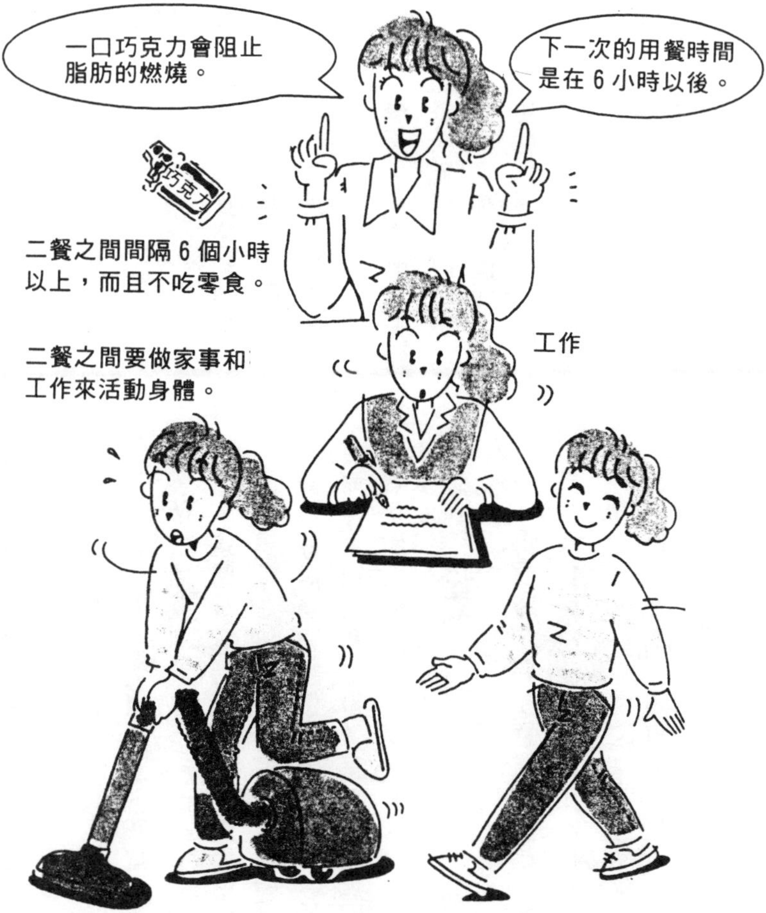
一口巧克力會阻止
脂肪的燃燒。
下一次的用餐時間
是在 6 小時以後。
巧克力
二餐之間間隔 6 個小時
以上，而且不吃零食。
二餐之間要做家事和
工作來活動身體。
工作

[使皮下脂肪燃燒]

不可以酒代飯

有些人雖然想要減少酒精的攝取量，卻反而飲酒過量。

這時會認為可以減少飯的攝取量來調整熱量，每次用酒精來取代飯量。但是最好避免這麼做，因為飯中含有維他命、蛋白質和微量營養素，而酒精只有熱量而已。

酒菜也要小心

喝酒時，要注意的是酒菜。烤魚、蒸煮食物或醋漬食物會比油炸食物和炒煮食物要佳，因為這些食物是屬於淡味的低熱量食品，可以防止攝取過多的熱量。

淺酌最佳

要紓解壓力或促進食慾時的飯前酒，即使是節食中的人也可以淺酌一番。

如果喝到酒醉的程度，攝取的熱量會太多。

酒精的熱量很高。一瓶啤酒大約二〇〇大卡，相當於一碗飯。喝啤酒容易發胖，因此，有些人喝葡萄酒或威士忌，可是二・五杯葡萄酒（一〇〇mℓ）和二・五杯威士忌（單分三十mℓ）也相當於一碗飯的熱量。

不可以代替飯

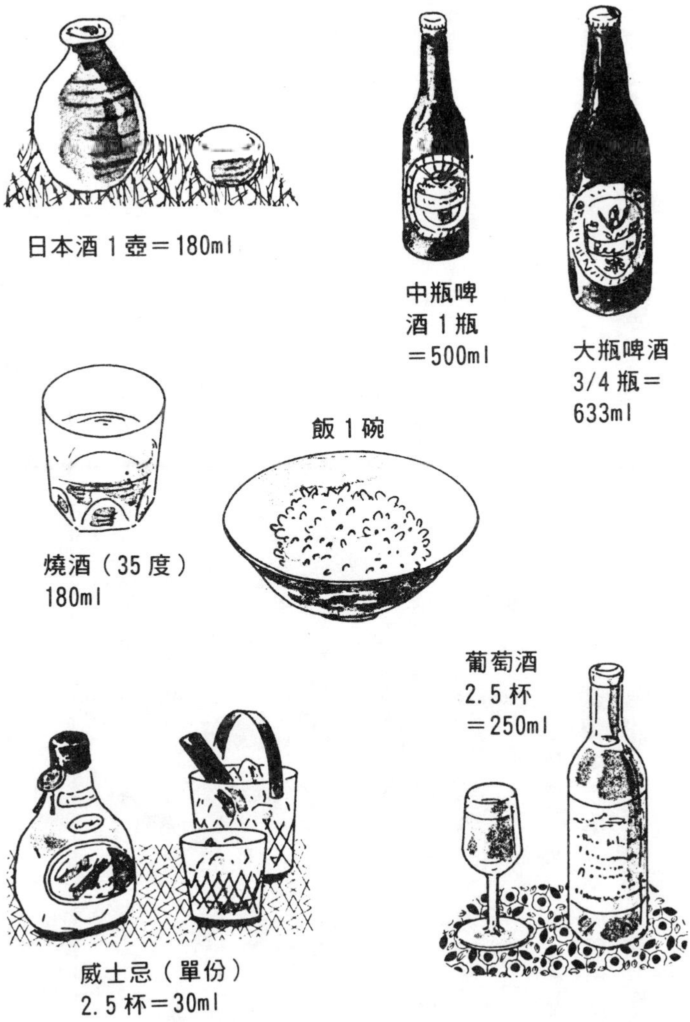
日本酒 1 壺＝180ml
中瓶啤酒 1 瓶＝500ml
大瓶啤酒 3/4 瓶＝633ml
飯 1 碗
燒酒（35 度）180ml
葡萄酒 2.5 杯＝250ml
威士忌（單份）2.5 杯＝30ml

[相當於 1 碗飯分量的酒]

禁止經常飲用清涼飲料

一罐飲料中含二十五公克砂糖

冰箱中常放置一公升裝的清涼飲料，口渴時便以清涼飲料代替水來飲用。速食店、漢堡店經常會銷售清涼飲料和蘇打水。

小孩子和大人都喜歡這些清涼飲料。不過，有些人不只喝一罐，一天要喝好幾罐。

毫不在意地當作水來喝的清涼飲料，一罐（二五〇ml）約含二十五g砂糖。這是一天的砂糖必要量（二十g），卻一次就喝下。也許你不曾想過，你喝下去的就是砂糖水。因此也要禁止飲用低熱量的清涼飲料。

口渴時，可以喝日本茶、麥茶、烏龍茶、而不可以飲用加了砂糖的咖啡和紅茶。

消耗鈣或維他命B_1

喝過量的清涼飲料，吃太多的甜食，攝取過多的砂糖，不僅會導致肥胖或蛀牙，也會消耗體內的鈣質，導致骨質疏鬆。

此外，體內的維他命B_1也會隨著砂糖一起消耗掉，很容易造成體調的崩潰，所以常飲用清涼飲料的人務必要戒除。

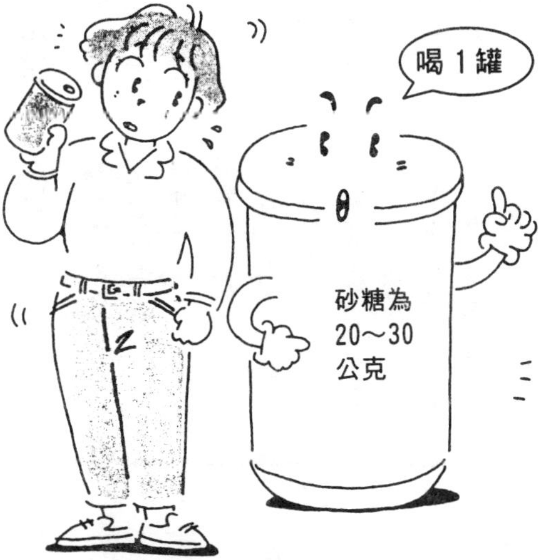

攝取過多的砂糖，會消耗過多的鈣和維他命B_1，所以……。

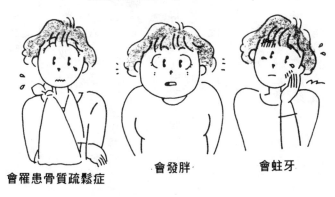

會罹患骨質疏鬆症　會發胖　會蛀牙

[常常飲用清涼飲料……]

養成晚上九點鐘以後不進食的習慣

睡前進食會發胖

晚上睡前進食幾乎都會導致發胖。人體在白天時是交感神經在活動，會促進消化吸收。夜晚時分是副交感神經在活動的時間。會導致脂肪的蓄積。

換言之，在睡前進食食物會無法消化就上床就寢，這時體內的能量無法發散，營養被吸收了就會形成皮下脂肪。

一旦形成皮下脂肪蓄積在體內以後，要使其燃燒會很困難，所以吃了東西以後，正在消化期間儘可能不要睡覺。

晚上吃東西時所需要的消化時間約為二個小時半～三個小時。因此要儘量考慮到就寢時間，睡前三小時以內不進食，為要瘦的人之鐵則。

空腹無法成眠時

有些人用過晚餐以後，到就寢之前還要吃宵夜，養成了這種習慣。最好也能戒除這種習慣，否則因空腹而焦躁，以致無法成眠。

這時可以飲用不加糖的奶茶或花草茶來穩定情緒。吃含有維他命C的水果，由於吸收良好，反而會蓄積脂肪。

如果因加班等因素，過了晚上九點鐘以後才吃晚餐，最好吃一些分量較少的飲食，較容易消化吸收的食物。以菜粥、煮得較軟的蔬菜、白肉魚等較佳，而避免攝取烤肉、油炸物等消化時間較長的食物。

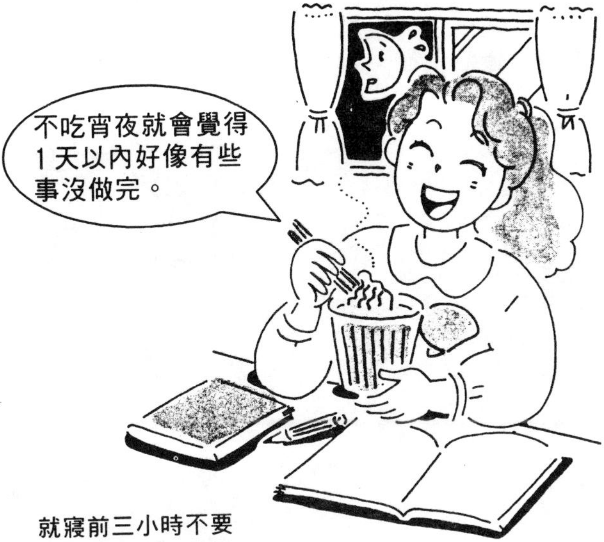
不吃宵夜就會覺得
1天以內好像有些
事沒做完。

就寢前三小時不要進食。進食以後馬上睡覺，無法消耗能量，脂肪會蓄積在體內。

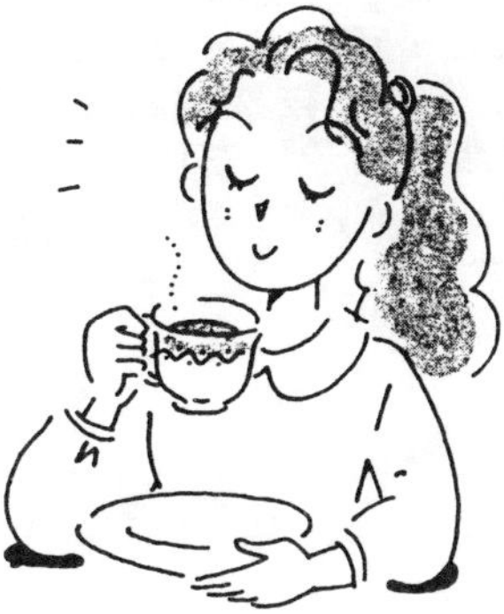

若因空腹而無法成眠，可以飲用無糖的奶茶或花草茶來安定精神。

[睡前進食會發胖]

廚餘要丟棄或再利用

有些人會想「剩下的那一口也是豬肉」，而把孩子吃剩的食物吃進肚子裡，這樣當然會發胖。最好的方法還是事前拿捏好食物量。

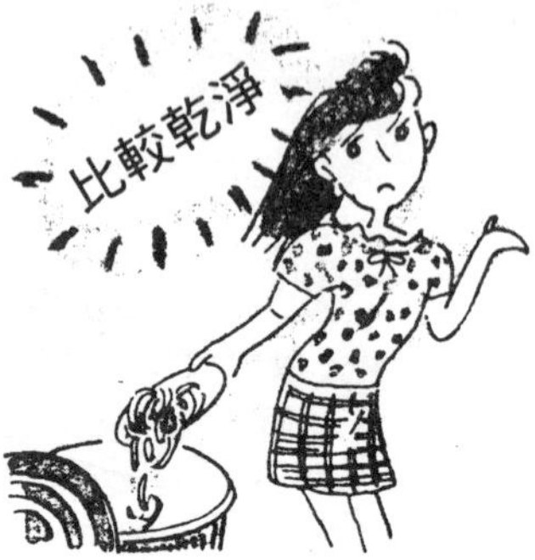

外食時吃前要決定量

外食時，常會在不知不覺中把一道一道的菜餚都吃下去，在吃以前最好先決定自己的分量。對於節食中的人而言，吃的食物要剩下為重點。

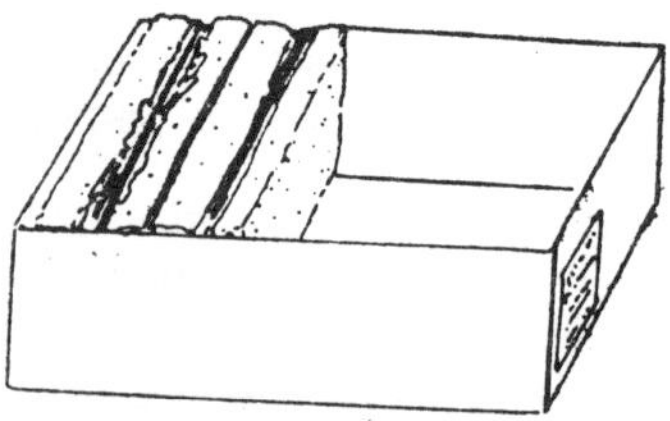

要去除油炸物的皮

在家中用餐時要注意，外食時也不可輕忽。像天婦羅的油炸麵衣，雖然去除了不好看，但是也最好去除，以避免熱量的攝取。

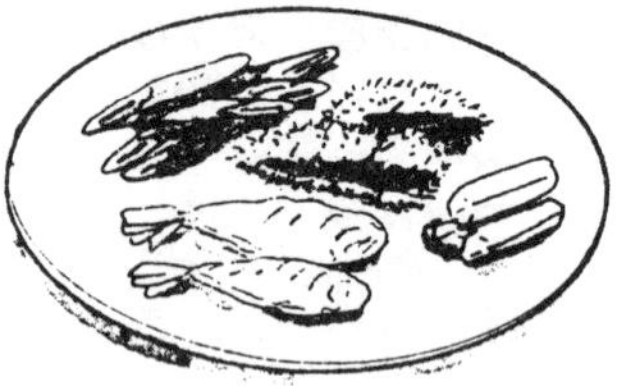

成功節食的要領4

大展出版社有限公司　圖書目錄

地址：台北市北投區(石牌)
致遠一路二段12巷1號
郵撥：0166955～1
電話：(02)28236031
28236033
傳真：(02)28272069

・法律專欄連載・電腦編號 58

台大法學院　法律學系／策劃
法律服務社／編著

1. 別讓您的權利睡著了 1		200元
2. 別讓您的權利睡著了 2		200元

・秘傳占卜系列・電腦編號 14

1. 手相術	淺野八郎著	180元
2. 人相術	淺野八郎著	180元
3. 西洋占星術	淺野八郎著	180元
4. 中國神奇占卜	淺野八郎著	150元
5. 夢判斷	淺野八郎著	150元
6. 前世、來世占卜	淺野八郎著	150元
7. 法國式血型學	淺野八郎著	150元
8. 靈感、符咒學	淺野八郎著	150元
9. 紙牌占卜學	淺野八郎著	150元
10. ESP超能力占卜	淺野八郎著	150元
11. 猶太數的秘術	淺野八郎著	150元
12. 新心理測驗	淺野八郎著	160元
13. 塔羅牌預言秘法	淺野八郎著	200元

・趣味心理講座・電腦編號 15

1. 性格測驗① 探索男與女	淺野八郎著	140元
2. 性格測驗② 透視人心奧秘	淺野八郎著	140元
3. 性格測驗③ 發現陌生的自己	淺野八郎著	140元
4. 性格測驗④ 發現你的真面目	淺野八郎著	140元
5. 性格測驗⑤ 讓你們吃驚	淺野八郎著	140元
6. 性格測驗⑥ 洞穿心理盲點	淺野八郎著	140元
7. 性格測驗⑦ 探索對方心理	淺野八郎著	140元
8. 性格測驗⑧ 由吃認識自己	淺野八郎著	160元
9. 性格測驗⑨ 戀愛知多少	淺野八郎著	160元
10. 性格測驗⑩ 由裝扮瞭解人心	淺野八郎著	160元

11. 性格測驗⑪ 敲開內心玄機　淺野八郎著　140元
12. 性格測驗⑫ 透視你的未來　淺野八郎著　160元
13. 血型與你的一生　淺野八郎著　160元
14. 趣味推理遊戲　淺野八郎著　160元
15. 行為語言解析　淺野八郎著　160元

·婦幼天地· 電腦編號 16

1.	八萬人減肥成果	黃靜香譯	180元
2.	三分鐘減肥體操	楊鴻儒譯	150元
3.	窈窕淑女美髮秘訣	柯素娥譯	130元
4.	使妳更迷人	成　玉譯	130元
5.	女性的更年期	官舒妍編譯	160元
6.	胎內育兒法	李玉瓊編譯	150元
7.	早產兒袋鼠式護理	唐岱蘭譯	200元
8.	初次懷孕與生產	婦幼天地編譯組	180元
9.	初次育兒 12 個月	婦幼天地編譯組	180元
10.	斷乳食與幼兒食	婦幼天地編譯組	180元
11.	培養幼兒能力與性向	婦幼天地編譯組	180元
12.	培養幼兒創造力的玩具與遊戲	婦幼天地編譯組	180元
13.	幼兒的症狀與疾病	婦幼天地編譯組	180元
14.	腿部苗條健美法	婦幼天地編譯組	180元
15.	女性腰痛別忽視	婦幼天地編譯組	150元
16.	舒展身心體操術	李玉瓊編譯	130元
17.	三分鐘臉部體操	趙薇妮著	160元
18.	生動的笑容表情術	趙薇妮著	160元
19.	心曠神怡減肥法	川津祐介著	130元
20.	內衣使妳更美麗	陳玄茹譯	130元
21.	瑜伽美姿美容	黃靜香編著	180元
22.	高雅女性裝扮學	陳珮玲譯	180元
23.	蠶糞肌膚美顏法	坂梨秀子著	160元
24.	認識妳的身體	李玉瓊譯	160元
25.	產後恢復苗條體態	居理安・芙萊喬著	200元
26.	正確護髮美容法	山崎伊久江著	180元
27.	安琪拉美姿養生學	安琪拉蘭斯博瑞著	180元
28.	女體性醫學剖析	增田豐著	220元
29.	懷孕與生產剖析	岡部綾子著	180元
30.	斷奶後的健康育兒	東城百合子著	220元
31.	引出孩子幹勁的責罵藝術	多湖輝著	170元
32.	培養孩子獨立的藝術	多湖輝著	170元
33.	子宮肌瘤與卵巢囊腫	陳秀琳編著	180元
34.	下半身減肥法	納他夏・史達賓著	180元
35.	女性自然美容法	吳雅菁編著	180元
36.	再也不發胖	池園悅太郎著	170元

37. 生男生女控制術	中垣勝裕著	220 元
38. 使妳的肌膚更亮麗	楊　皓編著	170 元
39. 臉部輪廓變美	芝崎義夫著	180 元
40. 斑點、皺紋自己治療	高須克彌著	180 元
41. 面皰自己治療	伊藤雄康著	180 元
42. 隨心所欲瘦身冥想法	原久子著	180 元
43. 胎兒革命	鈴木丈織著	180 元
44. NS 磁氣平衡法塑造窈窕奇蹟	古屋和江著	180 元
45. 享瘦從腳開始	山田陽子著	180 元
46. 小改變瘦 4 公斤	宮本裕子著	180 元
47. 軟管減肥瘦身	高橋輝男著	180 元
48. 海藻精神秘美容法	劉名揚編著	180 元
49. 肌膚保養與脫毛	鈴木真理著	180 元
50. 10 天減肥 3 公斤	彤雲編輯組	180 元
51. 穿出自己的品味	西村玲子著	280 元
52. 小孩髮型設計	李芳黛譯	250 元

·青 春 天 地· 電腦編號 17

1. A 血型與星座	柯素娥編譯	160 元
2. B 血型與星座	柯素娥編譯	160 元
3. O 血型與星座	柯素娥編譯	160 元
4. AB 血型與星座	柯素娥編譯	120 元
5. 青春期性教室	呂貴嵐編譯	130 元
7. 難解數學破題	宋釗宜編譯	130 元
9. 小論文寫作秘訣	林顯茂編譯	120 元
11. 中學生野外遊戲	熊谷康編著	120 元
12. 恐怖極短篇	柯素娥編譯	130 元
13. 恐怖夜話	小毛驢編譯	130 元
14. 恐怖幽默短篇	小毛驢編譯	120 元
15. 黑色幽默短篇	小毛驢編譯	120 元
16. 靈異怪談	小毛驢編譯	130 元
17. 錯覺遊戲	小毛驢編著	130 元
18. 整人遊戲	小毛驢編著	150 元
19. 有趣的超常識	柯素娥編譯	130 元
20. 哦！原來如此	林慶旺編譯	130 元
21. 趣味競賽 100 種	劉名揚編譯	120 元
22. 數學謎題入門	宋釗宜編譯	150 元
23. 數學謎題解析	宋釗宜編譯	150 元
24. 透視男女心理	林慶旺編譯	120 元
25. 少女情懷的自白	李桂蘭編譯	120 元
26. 由兄弟姊妹看命運	李玉瓊編譯	130 元
27. 趣味的科學魔術	林慶旺編譯	150 元
28. 趣味的心理實驗室	李燕玲編譯	150 元

29. 愛與性心理測驗	小毛驢編譯	130元
30. 刑案推理解謎	小毛驢編譯	180元
31. 偵探常識推理	小毛驢編譯	180元
32. 偵探常識解謎	小毛驢編譯	130元
33. 偵探推理遊戲	小毛驢編譯	130元
34. 趣味的超魔術	廖玉山編著	150元
35. 趣味的珍奇發明	柯素娥編著	150元
36. 登山用具與技巧	陳瑞菊編著	150元
37. 性的漫談	蘇燕謀編著	180元
38. 無的漫談	蘇燕謀編著	180元
39. 黑色漫談	蘇燕謀編著	180元
40. 白色漫談	蘇燕謀編著	180元

・健康天地・電腦編號 18

1. 壓力的預防與治療	柯素娥編譯	130元
2. 超科學氣的魔力	柯素娥編譯	130元
3. 尿療法治病的神奇	中尾良一著	130元
4. 鐵證如山的尿療法奇蹟	廖玉山譯	120元
5. 一日斷食健康法	葉慈容編譯	150元
6. 胃部強健法	陳炳崑譯	120元
7. 癌症早期檢查法	廖松濤譯	160元
8. 老人痴呆症防止法	柯素娥編譯	130元
9. 松葉汁健康飲料	陳麗芬編譯	130元
10. 揉肚臍健康法	永井秋夫著	150元
11. 過勞死、猝死的預防	卓秀貞編譯	130元
12. 高血壓治療與飲食	藤山順豐著	180元
13. 老人看護指南	柯素娥編譯	150元
14. 美容外科淺談	楊啟宏著	150元
15. 美容外科新境界	楊啟宏著	150元
16. 鹽是天然的醫生	西英司郎著	140元
17. 年輕十歲不是夢	梁瑞麟譯	200元
18. 茶料理治百病	桑野和民著	180元
19. 綠茶治病寶典	桑野和民著	150元
20. 杜仲茶養顏減肥法	西田博著	150元
21. 蜂膠驚人療效	瀨長良三郎著	180元
22. 蜂膠治百病	瀨長良三郎著	180元
23. 醫藥與生活㈠	鄭炳全著	180元
24. 鈣長生寶典	落合敏著	180元
25. 大蒜長生寶典	木下繁太郎著	160元
26. 居家自我健康檢查	石川恭三著	160元
27. 永恆的健康人生	李秀鈴譯	200元
28. 大豆卵磷脂長生寶典	劉雪卿譯	150元
29. 芳香療法	梁艾琳譯	160元

30. 醋長生寶典	柯素娥譯	180 元
31. 從星座透視健康	席拉・吉蒂斯著	180 元
32. 愉悅自在保健學	野本二士夫著	160 元
33. 裸睡健康法	丸山淳士等著	160 元
34. 糖尿病預防與治療	藤田順豐著	180 元
35. 維他命長生寶典	菅原明子著	180 元
36. 維他命 C 新效果	鐘文訓編	150 元
37. 手、腳病理按摩	堤芳朗著	160 元
38. AIDS 瞭解與預防	彼得塔歇爾著	180 元
39. 甲殼質殼聚糖健康法	沈永嘉譯	160 元
40. 神經痛預防與治療	木下真男著	160 元
41. 室內身體鍛鍊法	陳炳崑編著	160 元
42. 吃出健康藥膳	劉大器編著	180 元
43. 自我指壓術	蘇燕謀編著	160 元
44. 紅蘿蔔汁斷食療法	李玉瓊編著	150 元
45. 洗心術健康秘法	竺翠萍編譯	170 元
46. 枇杷葉健康療法	柯素娥編譯	180 元
47. 抗衰血癒	楊啟宏著	180 元
48. 與癌搏鬥記	逸見政孝著	180 元
49. 冬蟲夏草長生寶典	高橋義博著	170 元
50. 痔瘡・大腸疾病先端療法	宮島伸宜著	180 元
51. 膠布治癒頑固慢性病	加瀨建造著	180 元
52. 芝麻神奇健康法	小林貞作著	170 元
53. 香煙能防止癡呆？	高田明和著	180 元
54. 穀菜食治癌療法	佐藤成志著	180 元
55. 貼藥健康法	松原英多著	180 元
56. 克服癌症調和道呼吸法	帶津良一著	180 元
57. B 型肝炎預防與治療	野村喜重郎著	180 元
58. 青春永駐養生導引術	早島正雄著	180 元
59. 改變呼吸法創造健康	原久子著	180 元
60. 荷爾蒙平衡養生秘訣	出村博著	180 元
61. 水美肌健康法	井戶勝富著	170 元
62. 認識食物掌握健康	廖梅珠編著	170 元
63. 痛風劇痛消除法	鈴木吉彥著	180 元
64. 酸莖菌驚人療效	上田明彥著	180 元
65. 大豆卵磷脂治現代病	神津健一著	200 元
66. 時辰療法—危險時刻凌晨 4 時	呂建強等著	180 元
67. 自然治癒力提升法	帶津良一著	180 元
68. 巧妙的氣保健法	藤平墨子著	180 元
69. 治癒 C 型肝炎	熊田博光著	180 元
70. 肝臟病預防與治療	劉名揚編著	180 元
71. 腰痛平衡療法	荒井政信著	180 元
72. 根治多汗症、狐臭	稻葉益巳著	220 元
73. 40 歲以後的骨質疏鬆症	沈永嘉譯	180 元

74. 認識中藥　松下一成著　180 元
75. 認識氣的科學　佐佐木茂美著　180 元
76. 我戰勝了癌症　安田伸著　180 元
77. 斑點是身心的危險信號　中野進著　180 元
78. 艾波拉病毒大震撼　玉川重德著　180 元
79. 重新還我黑髮　桑名隆一郎著　180 元
80. 身體節律與健康　林博史著　180 元
81. 生薑治萬病　石原結實著　180 元
82. 靈芝治百病　陳瑞東著　180 元
83. 木炭驚人的威力　大槻彰著　200 元
84. 認識活性氧　井土貴司著　180 元
85. 深海鮫治百病　廖玉山編著　180 元
86. 神奇的蜂王乳　井上丹治著　180 元
87. 卡拉 OK 健腦法　東潔著　180 元
88. 卡拉 OK 健康法　福田伴男著　180 元
89. 醫藥與生活(二)　鄭炳全著　200 元
90. 洋蔥治百病　宮尾興平著　180 元
91. 年輕 10 歲快步健康法　石塚忠雄著　180 元
92. 石榴的驚人神效　岡本順子著　180 元
93. 飲料健康法　白鳥早奈英著　180 元
94. 健康棒體操　劉名揚編譯　180 元
95. 催眠健康法　蕭京凌編著　180 元
96. 鬱金（美王）治百病　水野修一著　180 元

・實用女性學講座・電腦編號 19

1. 解讀女性內心世界　島田一男著　150 元
2. 塑造成熟的女性　島田一男著　150 元
3. 女性整體裝扮學　黃靜香編著　180 元
4. 女性應對禮儀　黃靜香編著　180 元
5. 女性婚前必修　小野十傳著　200 元
6. 徹底瞭解女人　田口二州著　180 元
7. 拆穿女性謊言 88 招　島田一男著　200 元
8. 解讀女人心　島田一男著　200 元
9. 俘獲女性絕招　志賀貢著　200 元
10. 愛情的壓力解套　中村理英子著　200 元
11. 妳是人見人愛的女孩　廖松濤編著　200 元

・校園系列・電腦編號 20

1. 讀書集中術　多湖輝著　180 元
2. 應考的訣竅　多湖輝著　150 元
3. 輕鬆讀書贏得聯考　多湖輝著　150 元

4. 讀書記憶秘訣	多湖輝著	150 元
5. 視力恢復！超速讀術	江錦雲譯	180 元
6. 讀書 36 計	黃柏松編著	180 元
7. 驚人的速讀術	鐘文訓編著	170 元
8. 學生課業輔導良方	多湖輝著	180 元
9. 超速讀超記憶法	廖松濤編著	180 元
10. 速算解題技巧	宋釗宜編著	200 元
11. 看圖學英文	陳炳崑編著	200 元
12. 讓孩子最喜歡數學	沈永嘉譯	180 元
13. 催眠記憶術	林碧清譯	180 元
14. 催眠速讀術	林碧清譯	180 元
15. 數學式思考學習法	劉淑錦譯	200 元
16. 考試憑要領	劉孝暉著	180 元
17. 事半功倍讀書法	王毅希著	200 元
18. 超金榜題名術	陳蒼杰譯	200 元

・實用心理學講座・電腦編號 21

1. 拆穿欺騙伎倆	多湖輝著	140 元
2. 創造好構想	多湖輝著	140 元
3. 面對面心理術	多湖輝著	160 元
4. 偽裝心理術	多湖輝著	140 元
5. 透視人性弱點	多湖輝著	140 元
6. 自我表現術	多湖輝著	180 元
7. 不可思議的人性心理	多湖輝著	180 元
8. 催眠術入門	多湖輝著	150 元
9. 責罵部屬的藝術	多湖輝著	150 元
10. 精神力	多湖輝著	150 元
11. 厚黑說服術	多湖輝著	150 元
12. 集中力	多湖輝著	150 元
13. 構想力	多湖輝著	150 元
14. 深層心理術	多湖輝著	160 元
15. 深層語言術	多湖輝著	160 元
16. 深層說服術	多湖輝著	180 元
17. 掌握潛在心理	多湖輝著	160 元
18. 洞悉心理陷阱	多湖輝著	180 元
19. 解讀金錢心理	多湖輝著	180 元
20. 拆穿語言圈套	多湖輝著	180 元
21. 語言的內心玄機	多湖輝著	180 元
22. 積極力	多湖輝著	180 元

·超現實心理講座· 電腦編號 22

1.	超意識覺醒法	詹蔚芬編譯	130 元
2.	護摩秘法與人生	劉名揚編譯	130 元
3.	秘法！超級仙術入門	陸明譯	150 元
4.	給地球人的訊息	柯素娥編著	150 元
5.	密教的神通力	劉名揚編著	130 元
6.	神秘奇妙的世界	平川陽一著	200 元
7.	地球文明的超革命	吳秋嬌譯	200 元
8.	力量石的秘密	吳秋嬌譯	180 元
9.	超能力的靈異世界	馬小莉譯	200 元
10.	逃離地球毀滅的命運	吳秋嬌譯	200 元
11.	宇宙與地球終結之謎	南山宏著	200 元
12.	驚世奇功揭秘	傅起鳳著	200 元
13.	啟發身心潛力心象訓練法	栗田昌裕著	180 元
14.	仙道術遁甲法	高藤聰一郎著	220 元
15.	神通力的秘密	中岡俊哉著	180 元
16.	仙人成仙術	高藤聰一郎著	200 元
17.	仙道符咒氣功法	高藤聰一郎著	220 元
18.	仙道風水術尋龍法	高藤聰一郎著	200 元
19.	仙道奇蹟超幻像	高藤聰一郎著	200 元
20.	仙道鍊金術房中法	高藤聰一郎著	200 元
21.	奇蹟超醫療治癒難病	深野一幸著	220 元
22.	揭開月球的神秘力量	超科學研究會	180 元
23.	西藏密教奧義	高藤聰一郎著	250 元
24.	改變你的夢術入門	高藤聰一郎著	250 元
25.	21 世紀拯救地球超技術	深野一幸著	250 元

·養 生 保 健· 電腦編號 23

1.	醫療養生氣功	黃孝寬著	250 元
2.	中國氣功圖譜	余功保著	250 元
3.	少林醫療氣功精粹	井玉蘭著	250 元
4.	龍形實用氣功	吳大才等著	220 元
5.	魚戲增視強身氣功	宮　嬰著	220 元
6.	嚴新氣功	前新培金著	250 元
7.	道家玄牝氣功	張　章著	200 元
8.	仙家秘傳袪病功	李遠國著	160 元
9.	少林十大健身功	秦慶豐著	180 元
10.	中國自控氣功	張明武著	250 元
11.	醫療防癌氣功	黃孝寬著	250 元
12.	醫療強身氣功	黃孝寬著	250 元
13.	醫療點穴氣功	黃孝寬著	250 元

14. 中國八卦如意功	趙維漢著	180 元
15. 正宗馬禮堂養氣功	馬禮堂著	420 元
16. 秘傳道家筋經內丹功	王慶餘著	280 元
17. 三元開慧功	辛桂林著	250 元
18. 防癌治癌新氣功	郭　林著	180 元
19. 禪定與佛家氣功修煉	劉天君著	200 元
20. 顛倒之術	梅自強著	360 元
21. 簡明氣功辭典	吳家駿編	360 元
22. 八卦三合功	張全亮著	230 元
23. 朱砂掌健身養生功	楊永著	250 元
24. 抗老功	陳九鶴著	230 元
25. 意氣按穴排濁自療法	黃啟運編著	250 元
26. 陳式太極拳養生功	陳正雷著	200 元
27. 健身祛病小功法	王培生著	200 元
28. 張式太極混元功	張春銘著	250 元

・社會人智囊・電腦編號 24

1. 糾紛談判術	清水增三著	160 元
2. 創造關鍵術	淺野八郎著	150 元
3. 觀人術	淺野八郎著	180 元
4. 應急詭辯術	廖英迪編著	160 元
5. 天才家學習術	木原武一著	160 元
6. 貓型狗式鑑人術	淺野八郎著	180 元
7. 逆轉運掌握術	淺野八郎著	180 元
8. 人際圓融術	澀谷昌三著	160 元
9. 解讀人心術	淺野八郎著	180 元
10. 與上司水乳交融術	秋元隆司著	180 元
11. 男女心態定律	小田晉著	180 元
12. 幽默說話術	林振輝編著	200 元
13. 人能信賴幾分	淺野八郎著	180 元
14. 我一定能成功	李玉瓊譯	180 元
15. 獻給青年的嘉言	陳蒼杰譯	180 元
16. 知人、知面、知其心	林振輝編著	180 元
17. 塑造堅強的個性	坂上肇著	180 元
18. 為自己而活	佐藤綾子著	180 元
19. 未來十年與愉快生活有約	船井幸雄著	180 元
20. 超級銷售話術	杜秀卿譯	180 元
21. 感性培育術	黃靜香編著	180 元
22. 公司新鮮人的禮儀規範	蔡媛惠譯	180 元
23. 傑出職員鍛鍊術	佐佐木正著	180 元
24. 面談獲勝戰略	李芳黛譯	180 元
25. 金玉良言撼人心	森純大著	180 元
26. 男女幽默趣典	劉華亭編著	180 元

27. 機智說話術	劉華亭編著	180 元
28. 心理諮商室	柯素娥譯	180 元
29. 如何在公司崢嶸頭角	佐佐木正著	180 元
30. 機智應對術	李玉瓊編著	200 元
31. 克服低潮良方	坂野雄二著	180 元
32. 智慧型說話技巧	沈永嘉編著	180 元
33. 記憶力、集中力增進術	廖松濤編著	180 元
34. 女職員培育術	林慶旺編著	180 元
35. 自我介紹與社交禮儀	柯素娥編著	180 元
36. 積極生活創幸福	田中真澄著	180 元
37. 妙點子超構想	多湖輝著	180 元
38. 說 NO 的技巧	廖玉山編著	180 元
39. 一流說服力	李玉瓊編著	180 元
40. 般若心經成功哲學	陳鴻蘭編著	180 元
41. 訪問推銷術	黃靜香編著	180 元
42. 男性成功秘訣	陳蒼杰編著	180 元
43. 笑容、人際智商	宮川澄子著	180 元
44. 多湖輝的構想工作室	多湖輝著	200 元
45. 名人名語啟示錄	喬家楓著	180 元
46. 口才必勝術	黃柏松編著	220 元
47. 能言善道的說話術	章智冠編著	180 元
48. 改變人心成為贏家	多湖輝著	200 元
49. 說服的ＩＱ	沈永嘉譯	200 元
50. 提升腦力超速讀術	齊藤英治著	200 元
51. 操控對手百戰百勝	多湖輝著	200 元

・精 選 系 列・電腦編號 25

1. 毛澤東與鄧小平	渡邊利夫等著	280 元
2. 中國大崩裂	江戶介雄著	180 元
3. 台灣・亞洲奇蹟	上村幸治著	220 元
4. 7-ELEVEN 高盈收策略	國友隆一著	180 元
5. 台灣獨立（新・中國日本戰爭一）	森詠著	200 元
6. 迷失中國的末路	江戶雄介著	220 元
7. 2000 年 5 月全世界毀滅	紫藤甲子男著	180 元
8. 失去鄧小平的中國	小島朋之著	220 元
9. 世界史爭議性異人傳	桐生操著	200 元
10. 淨化心靈享人生	松濤弘道著	220 元
11. 人生心情診斷	賴藤和寬著	220 元
12. 中美大決戰	檜山良昭著	220 元
13. 黃昏帝國美國	莊雯琳譯	220 元
14. 兩岸衝突（新・中國日本戰爭二）	森詠著	220 元
15. 封鎖台灣（新・中國日本戰爭三）	森詠著	220 元
16. 中國分裂（新・中國日本戰爭四）	森詠著	220 元

17. 由女變男的我 虎井正衛著 200 元
18. 佛學的安心立命 松濤弘道著 220 元
19. 世界喪禮大觀 松濤弘道著 280 元
20. 中國內戰（新・中國日本戰爭五） 森詠著 220 元
21. 台灣內亂（新・中國日本戰爭六） 森詠著 220 元
22. 琉球戰爭①（新・中國日本戰爭七） 森詠著 220 元
23. 琉球戰爭②（新・中國日本戰爭八） 森詠著 220 元

・運動遊戲・電腦編號 26

1. 雙人運動 李玉瓊譯 160 元
2. 愉快的跳繩運動 廖玉山譯 180 元
3. 運動會項目精選 王佑京譯 150 元
4. 肋木運動 廖玉山譯 150 元
5. 測力運動 王佑宗譯 150 元
6. 游泳入門 唐桂萍編著 200 元

・休閒娛樂・電腦編號 27

1. 海水魚飼養法 田中智浩著 300 元
2. 金魚飼養法 曾雪玫譯 250 元
3. 熱門海水魚 毛利匡明著 480 元
4. 愛犬的教養與訓練 池田好雄著 250 元
5. 狗教養與疾病 杉浦哲著 220 元
6. 小動物養育技巧 三上昇著 300 元
7. 水草選擇、培育、消遣 安齊裕司著 300 元
8. 四季釣魚法 釣朋會著 200 元
9. 簡易釣魚入門 張果馨譯 200 元
10. 防波堤釣入門 張果馨譯 220 元
20. 園藝植物管理 船越亮二著 220 元
40. 撲克牌遊戲與贏牌秘訣 林振輝編著 180 元
41. 撲克牌魔術、算命、遊戲 林振輝編著 180 元
42. 撲克占卜入門 王家成編著 180 元
50. 兩性幽默 幽默選集編輯組 180 元
51. 異色幽默 幽默選集編輯組 180 元

・銀髮族智慧學・電腦編號 28

1. 銀髮六十樂逍遙 多湖輝著 170 元
2. 人生六十反年輕 多湖輝著 170 元
3. 六十歲的決斷 多湖輝著 170 元
4. 銀髮族健身指南 孫瑞台編著 250 元
5. 退休後的夫妻健康生活 施聖茹譯 200 元

·飲食保健· 電腦編號 29

1.	自己製作健康茶	大海淳著	220 元
2.	好吃、具藥效茶料理	德永睦子著	220 元
3.	改善慢性病健康藥草茶	吳秋嬌譯	200 元
4.	藥酒與健康果菜汁	成玉編著	250 元
5.	家庭保健養生湯	馬汴梁編著	220 元
6.	降低膽固醇的飲食	早川和志著	200 元
7.	女性癌症的飲食	女子營養大學	280 元
8.	痛風者的飲食	女子營養大學	280 元
9.	貧血者的飲食	女子營養大學	280 元
10.	高脂血症者的飲食	女子營養大學	280 元
11.	男性癌症的飲食	女子營養大學	280 元
12.	過敏者的飲食	女子營養大學	280 元
13.	心臟病的飲食	女子營養大學	280 元
14.	滋陰壯陽的飲食	王增著	220 元
15.	胃、十二指腸潰瘍的飲食	勝健一等著	280 元
16.	肥胖者的飲食	雨宮禎子等著	280 元

·家庭醫學保健· 電腦編號 30

1.	女性醫學大全	雨森良彥著	380 元
2.	初為人父育兒寶典	小瀧周曹著	220 元
3.	性活力強健法	相建華著	220 元
4.	30 歲以上的懷孕與生產	李芳黛編著	220 元
5.	舒適的女性更年期	野末悅子著	200 元
6.	夫妻前戲的技巧	笠井寬司著	200 元
7.	病理足穴按摩	金慧明著	220 元
8.	爸爸的更年期	河野孝旺著	200 元
9.	橡皮帶健康法	山田晶著	180 元
10.	三十三天健美減肥	相建華等著	180 元
11.	男性健美入門	孫玉祿編著	180 元
12.	強化肝臟秘訣	主婦の友社編	200 元
13.	了解藥物副作用	張果馨譯	200 元
14.	女性醫學小百科	松山榮吉著	200 元
15.	左轉健康法	龜田修等著	200 元
16.	實用天然藥物	鄭炳全編著	260 元
17.	神秘無痛平衡療法	林宗駛著	180 元
18.	膝蓋健康法	張果馨譯	180 元
19.	針灸治百病	葛書翰著	250 元
20.	異位性皮膚炎治癒法	吳秋嬌譯	220 元
21.	禿髮白髮預防與治療	陳炳崑編著	180 元
22.	埃及皇宮菜健康法	飯森薰著	200 元

23. 肝臟病安心治療	上野幸久著	220 元
24. 耳穴治百病	陳抗美等著	250 元
25. 高效果指壓法	五十嵐康彥著	200 元
26. 瘦水、胖水	鈴木園子著	200 元
27. 手針新療法	朱振華著	200 元
28. 香港腳預防與治療	劉小惠譯	250 元
29. 智慧飲食吃出健康	柯富陽編著	200 元
30. 牙齒保健法	廖玉山編著	200 元
31. 恢復元氣養生食	張果馨譯	200 元
32. 特效推拿按摩術	李玉田著	200 元
33. 一週一次健康法	若狹真著	200 元
34. 家常科學膳食	大塚滋著	220 元
35. 夫妻們關心的男性不孕	原利夫著	220 元
36. 自我瘦身美容	馬野詠子著	200 元
37. 魔法姿勢益健康	五十嵐康彥著	200 元
38. 眼病錘療法	馬栩周著	200 元
39. 預防骨質疏鬆症	藤田拓男著	200 元
40. 骨質增生效驗方	李吉茂編著	250 元
41. 蕺菜健康法	小林正夫著	200 元
42. 赧於啟齒的男性煩惱	增田豐著	220 元
43. 簡易自我健康檢查	稻葉允著	250 元
44. 實用花草健康法	友田純子著	200 元
45. 神奇的手掌療法	日比野喬著	230 元
46. 家庭式三大穴道療法	刑部忠和著	200 元
47. 子宮癌、卵巢癌	岡島弘幸著	220 元
48. 糖尿病機能性食品	劉雪卿編著	220 元
49. 奇蹟活現經脈美容法	林振輝編譯	200 元
50. Super SEX	秋好憲一著	220 元
51. 了解避孕丸	林玉佩譯	200 元
52. 有趣的遺傳學	蕭京凌編著	200 元
53. 強身健腦手指運動	羅群等著	250 元
54. 小周天健康法	莊雯琳譯	200 元
55. 中西醫結合醫療	陳蒼杰譯	200 元
56. 沐浴健康法	楊鴻儒譯	200 元
57. 節食瘦身秘訣	張芷欣編著	200 元

・超經營新智慧・電腦編號 31

1. 躍動的國家越南	林雅倩譯	250 元
2. 甦醒的小龍菲律賓	林雅倩譯	220 元
3. 中國的危機與商機	中江要介著	250 元
4. 在印度的成功智慧	山內利男著	220 元
5. 7-ELEVEN 大革命	村上豐道著	200 元
6. 業務員成功秘方	呂育清編著	200 元

7. 在亞洲成功的智慧	鈴木讓二著	220元
8. 圖解活用經營管理	山際有文著	220元
9. 速效行銷學	江尻弘著	220元

·親子系列· 電腦編號 32

1. 如何使孩子出人頭地	多湖輝著	200元
2. 心靈啟蒙教育	多湖輝著	280元

·雅致系列· 電腦編號 33

1. 健康食譜春冬篇	丸元淑生著	200元
2. 健康食譜夏秋篇	丸元淑生著	200元
3. 純正家庭料理	陳建民等著	200元
4. 家庭四川菜	陳建民著	200元
5. 醫食同源健康美食	郭長聚著	200元
6. 家族健康食譜	東畑朝子著	200元

·美術系列· 電腦編號 34

1. 可愛插畫集	鉛筆等著	220元
2. 人物插畫集	鉛筆等著	220元

·心 靈 雅 集· 電腦編號 00

1. 禪言佛語看人生	松濤弘道著	180元
2. 禪密教的奧秘	葉逯謙譯	120元
3. 觀音大法力	田口日勝著	120元
4. 觀音法力的大功德	田口日勝著	120元
5. 達摩禪 106 智慧	劉華亭編譯	220元
6. 有趣的佛教研究	葉逯謙編譯	170元
7. 夢的開運法	蕭京凌譯	180元
8. 禪學智慧	柯素娥編譯	130元
9. 女性佛教入門	許俐萍譯	110元
10. 佛像小百科	心靈雅集編譯組	130元
11. 佛教小百科趣談	心靈雅集編譯組	120元
12. 佛教小百科漫談	心靈雅集編譯組	150元
13. 佛教知識小百科	心靈雅集編譯組	150元
14. 佛學名言智慧	松濤弘道著	220元
15. 釋迦名言智慧	松濤弘道著	220元
16. 活人禪	平田精耕著	120元
17. 坐禪入門	柯素娥編譯	150元
18. 現代禪悟	柯素娥編譯	130元

19. 道元禪師語錄	心靈雅集編譯組	130 元
20. 佛學經典指南	心靈雅集編譯組	130 元
21. 何謂「生」阿含經	心靈雅集編譯組	150 元
22. 一切皆空　般若心經	心靈雅集編譯組	180 元
23. 超越迷惘　法句經	心靈雅集編譯組	130 元
24. 開拓宇宙觀　華嚴經	心靈雅集編譯組	180 元
25. 真實之道　法華經	心靈雅集編譯組	130 元
26. 自由自在　涅槃經	心靈雅集編譯組	130 元
27. 沈默的教示　維摩經	心靈雅集編譯組	150 元
28. 開通心眼　佛語佛戒	心靈雅集編譯組	130 元
29. 揭秘寶庫　密教經典	心靈雅集編譯組	180 元
30. 坐禪與養生	廖松濤譯	110 元
31. 釋尊十戒	柯素娥編譯	120 元
32. 佛法與神通	劉欣如編著	120 元
33. 悟（正法眼藏的世界）	柯素娥編譯	120 元
34. 只管打坐	劉欣如編著	120 元
35. 喬答摩・佛陀傳	劉欣如編著	120 元
36. 唐玄奘留學記	劉欣如編著	120 元
37. 佛教的人生觀	劉欣如編譯	110 元
38. 無門關(上卷）	心靈雅集編譯組	150 元
39. 無門關(下卷）	心靈雅集編譯組	150 元
40. 業的思想	劉欣如編著	130 元
41. 佛法難學嗎	劉欣如著	140 元
42. 佛法實用嗎	劉欣如著	140 元
43. 佛法殊勝嗎	劉欣如著	140 元
44. 因果報應法則	李常傳編	180 元
45. 佛教醫學的奧秘	劉欣如編著	150 元
46. 紅塵絕唱	海　若著	130 元
47. 佛教生活風情	洪丕謨、姜玉珍著	220 元
48. 行住坐臥有佛法	劉欣如著	160 元
49. 起心動念是佛法	劉欣如著	160 元
50. 四字禪語	曹洞宗青年會	200 元
51. 妙法蓮華經	劉欣如編著	160 元
52. 根本佛教與大乘佛教	葉作森編	180 元
53. 大乘佛經	定方晟著	180 元
54. 須彌山與極樂世界	定方晟著	180 元
55. 阿闍世的悟道	定方晟著	180 元
56. 金剛經的生活智慧	劉欣如著	180 元
57. 佛教與儒教	劉欣如編譯	180 元
58. 佛教史入門	劉欣如編譯	180 元
59. 印度佛教思想史	劉欣如編譯	200 元
60. 佛教與女姓	劉欣如編譯	180 元
61. 禪與人生	洪丕謨主編	260 元
62. 領悟佛經的智慧	劉欣如著	200 元

．・經 營 管 理・電腦編號 01

◎ 創新經營管理六十六大計(精)	蔡弘文編	780 元
1. 如何獲取生意情報	蘇燕謀譯	110 元
2. 經濟常識問答	蘇燕謀譯	130 元
4. 台灣商戰風雲錄	陳中雄著	120 元
5. 推銷大王秘錄	原一平著	180 元
6. 新創意・賺大錢	王家成譯	90 元
7. 工廠管理新手法	琪　輝著	120 元
10. 美國實業 24 小時	柯順隆譯	80 元
11. 撼動人心的推銷法	原一平著	150 元
12. 高竿經營法	蔡弘文編	120 元
13. 如何掌握顧客	柯順隆譯	150 元
17. 一流的管理	蔡弘文編	150 元
18. 外國人看中韓經濟	劉華亭譯	150 元
20. 突破商場人際學	林振輝編著	90 元
22. 如何使女人打開錢包	林振輝編著	100 元
24. 小公司經營策略	王嘉誠著	160 元
25. 成功的會議技巧	鐘文訓編譯	100 元
26. 新時代老闆學	黃柏松編著	100 元
27. 如何創造商場智囊團	林振輝編譯	150 元
28. 十分鐘推銷術	林振輝編譯	180 元
29. 五分鐘育才	黃柏松編譯	100 元
33. 自我經濟學	廖松濤編譯	100 元
34. 一流的經營	陶田生編著	120 元
35. 女性職員管理術	王昭國編譯	120 元
36. ＩＢＭ的人事管理	鐘文訓編譯	150 元
37. 現代電腦常識	王昭國編譯	150 元
38. 電腦管理的危機	鐘文訓編譯	120 元
39. 如何發揮廣告效果	王昭國編譯	150 元
40. 最新管理技巧	王昭國編譯	150 元
41. 一流推銷術	廖松濤編譯	150 元
42. 包裝與促銷技巧	王昭國編譯	130 元
43. 企業王國指揮塔	松下幸之助著	120 元
44. 企業精銳兵團	松下幸之助著	120 元
45. 企業人事管理	松下幸之助著	100 元
46. 華僑經商致富術	廖松濤編譯	130 元
47. 豐田式銷售技巧	廖松濤編譯	180 元
48. 如何掌握銷售技巧	王昭國編著	130 元
50. 洞燭機先的經營	鐘文訓編譯	150 元
52. 新世紀的服務業	鐘文訓編譯	100 元
53. 成功的領導者	廖松濤編譯	120 元
54. 女推銷員成功術	李玉瓊編譯	130 元

55. ＩＢＭ人才培育術	鐘文訓編譯	100元
56. 企業人自我突破法	黃琪輝編著	150元
58. 財富開發術	蔡弘文編著	130元
59. 成功的店舖設計	鐘文訓編著	150元
61. 企管回春法	蔡弘文編著	130元
62. 小企業經營指南	鐘文訓編譯	100元
63. 商場致勝名言	鐘文訓編譯	150元
64. 迎接商業新時代	廖松濤編譯	100元
66. 新手股票投資入門	何朝乾編著	200元
67. 上揚股與下跌股	何朝乾編譯	180元
68. 股票速成學	何朝乾編譯	200元
69. 理財與股票投資策略	黃俊豪編著	180元
70. 黃金投資策略	黃俊豪編著	180元
71. 厚黑管理學	廖松濤編譯	180元
72. 股市致勝格言	呂梅莎編譯	180元
73. 透視西武集團	林谷燁編譯	150元
76. 巡迴行銷術	陳蒼杰譯	150元
77. 推銷的魔術	王嘉誠譯	120元
78. 60秒指導部屬	周蓮芬編譯	150元
79. 精銳女推銷員特訓	李玉瓊編譯	130元
80. 企劃、提案、報告圖表的技巧	鄭汶譯	180元
81. 海外不動產投資	許達守編譯	150元
82. 八百伴的世界策略	李玉瓊譯	150元
83. 服務業品質管理	吳宜芬譯	180元
84. 零庫存銷售	黃東謙編譯	150元
85. 三分鐘推銷管理	劉名揚編譯	150元
86. 推銷大王奮鬥史	原一平著	150元
87. 豐田汽車的生產管理	林谷燁編譯	150元

・成 功 寶 庫・電腦編號 02

1. 上班族交際術	江森滋著	100元
2. 拍馬屁訣竅	廖玉山編譯	110元
4. 聽話的藝術	歐陽輝編譯	110元
9. 求職轉業成功術	陳義編著	110元
10. 上班族禮儀	廖玉山編著	120元
11. 接近心理學	李玉瓊編著	100元
12. 創造自信的新人生	廖松濤編著	120元
15. 神奇瞬間瞑想法	廖松濤編譯	100元
16. 人生成功之鑰	楊意苓編著	150元
19. 給企業人的諍言	鐘文訓編著	120元
20. 企業家自律訓練法	陳義編譯	100元
21. 上班族妖怪學	廖松濤編著	100元
22. 猶太人縱橫世界的奇蹟	孟佑政編著	110元

國家圖書館出版品預行編目資料

節食瘦身秘訣／張芷欣編著
－初版－臺北市，大展，民 88
206 面；21 公分－（家庭醫學保健；57）
ISBN 957-557-967-4（平裝）
1. 減肥
411.35　　88014203

節食瘦身秘訣　　ISBN 957-557-967-4

編 著 者／張　芷　欣
發 行 人／蔡　森　明
出 版 者／大展出版社有限公司
社　　址／台北市北投區（石牌）致遠一路 2 段 12 巷 1 號
電　　話／(02) 28236031・28236033
傳　　真／(02) 28272069
郵政劃撥／01669551
登 記 證／局版臺業字第 2171 號
承 印 者／國順圖書印刷公司
裝　　訂／嶸興裝訂有限公司
排 版 者／千兵企業有限公司
電　　話／(02) 28812643
初版 1 刷／1999 年（民 88 年）12　月

定　價／200 元

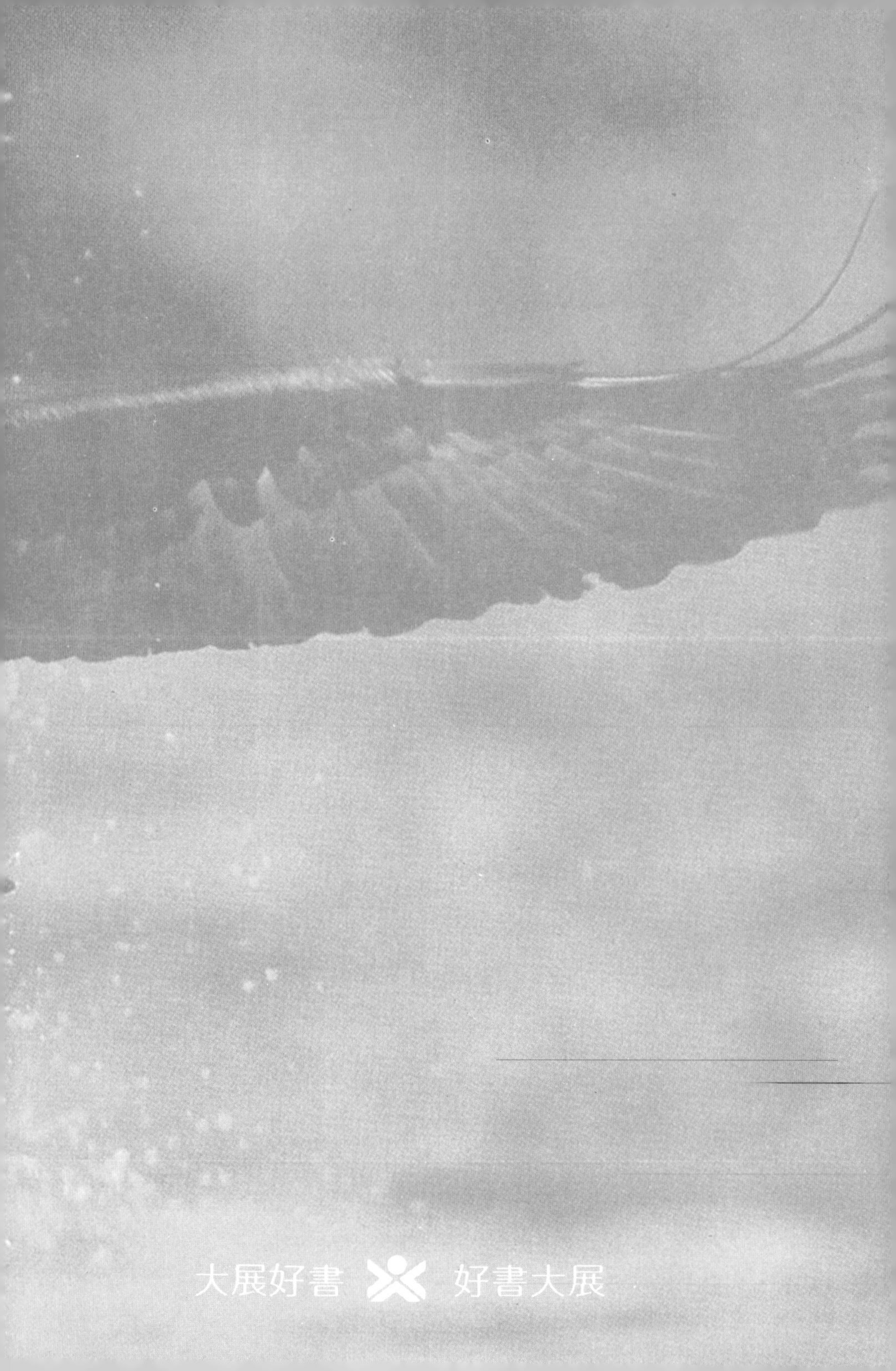
大展好書 好書大展